JN081777

声の専門医だから知っている

こけない／老けない／よろめかない

声筋のすごい力

山王病院
東京ボイスセンター長
渡邊雄介

はじめに

私は、声を専門とする医師です。

山王病院 東京ボイスセンターのセンター長として、主に「歌声」にまつわる治療に携わっています。

テレビでおなじみの歌手やアイドルはじめ、声優、アナウンサーなど、「声」を操る職業の方々が、私のもとを訪ねてこられます。

「もっといい声で歌いたいのですが、どうすればよいでしょう」

「公演前に、声がまったく出なくなってしまいました。助けてください！」

私の診察室は、こんなお悩みを抱える方々の〝駆け込み寺〟となっています。

「声のプロを日々診察しているお医者さんが、なぜ老化についての本を書くの？」

そう不思議に感じる方もいらっしゃるかもしれません。

答えは簡単です。

のどの役割とは、「きれいな声」や「歌い声」を出すだけではありません。

じつは、呼吸や食べることにも、直接的に関係しています。

それだけに限りません。のどはなんと、「力を入れること」「踏ん張ること」にも密接に関わっているのです。

詳細はのちほど説明しますが、このように生命維持において重要な役割を果たすのどの筋肉を〝**声筋**（こえきん）〟と名付けました。一見無関係な「のど」と「つまずき」にはとても密接な関係があるのです。

ですから、美声のためにのどを鍛えている方は、自然と「むせにくい」「つまずきにくい」。

踏み込んで言うと、「誤嚥（ごえん）」や「転倒」など、高齢者にありがちな危険を、自然に遠ざけることができているのです。


「のどと、転倒のリスクが関係しているなんて、まったく知らなかった！」

そう驚かれる方も多いはず。

実際、このような情報発信をしている医師は、まだまだ少ないものですから、無理もありません。

そもそも、「のど」とは「耳鼻咽喉科」の範疇に入ります。

しかし、現在約25万人といわれる医師のうち、耳鼻咽喉科医はわずか1万人。その中で、のどの専門家は約1000人。さらに、その8割は「のどのがん」が専門です。

そうなると、結局、「声の専門家は全国に100人ほどしかおらず、それぞれ非常に忙しい」というのが現状です。ですから……。

「どんなに忙しくても、のどと転倒のリスクの関係について、早く社会に広める必要がある」

私はそう自覚をしています。

だから、あなたが本書を手に取ってくださったことが、とてもうれしいのです。

「のどと転倒の関係については、わかりました。ではなぜ渡邊先生は、そんなマニアックな、のどという部位の専門家になったんですか？」

そんなお声も聞こえてきそうですので、私の来歴について少しお話をさせてください。

私が、のどの専門家を目指した理由は、ふたつあります。

ひとつ目は「歌を愛する人たちに幼い頃から囲まれていた」ということです。

父親が関西で人気を誇る有名ラジオ番組『ＭＢＳヤングタウン』のプロデューサーを務めていたので、歌手やタレントさんが自宅によく来てくれました。

当時は、ファミレスのような打ち合わせに適したお店がまだなかったので、自宅にお招きするのが普通だったのです。

そのため、私は自然な流れで楽器の生演奏や生歌唱に触れることができました。

たとえば、あるフォークデュオが、わが家でサラサラと作詞し、即興でメロディーを付けた作品が、父のラジオ番組から火がついて、大ヒット。社会現象となった……。そんな一件を、今でもよく覚えています。

また、音楽大学のピアノ科を卒業していた父が伴奏役を買って出て、自宅の応接間がさながら〝ミニコンサート会場〟になることもよくありました。

こんなに恵まれた環境で、歌が好きにならないわけがありませんよね。


そしてふたつ目の理由は、「私自身が不慮の事故で、のどに大けがを負ってしまったこと」です。小学生の頃の話です。

有刺鉄線で負ったのどの傷は、それはそれは痛いものでした。子供心に「僕、もう死ぬんかなぁ……」と、怖くなったほどです。

でものどの名医が手術をしてくださったおかげで、大事には至りませんでした。

もちろん、術後の何年か、のどが弱い時期は続きました。

とはいえ、いつしか完全に回復。後遺症が残ることもありませんでした。

「医療って、本当にありがたい」

「お医者さんって、かっこいい」

常にそう感じていた私が少年になり、「のどを診る医者」を志したのは、ごく自然な流れだったといえるでしょう。

それから医学部への入学、卒業を経て、大阪の病院に勤務。さらに腕を磨くために上京し、最終的に音声言語医学を専門とするようになったのです。


振り返ると、私は一流の声のプロたちに楽しませてもらって育ってきました。

ですから、のどにまつわる治療に携わることで「幼い日の〝ご恩送り〟をしたい」という思いが、もしかするとあったのかもしれません。

声による芸を聞かせてもらったご本人に、ご恩返しをすることはなかなか難しいものですが、そのご恩を別の人に〝お送りすること〟は可能ですから。


このような動機で、声のプロののどに携わってきた私ですが、近年の高齢化の波に伴い、のどについての見方も徐々に〝進化〟してきました。

「声の老化を避けるには、どうすればよいか、本を書いてほしい」

そんなお申し出をいただき、1冊目の自著を上梓することもできました。

そこからさらに踏み込み、「声筋を鍛えることで転倒のリスクを減らす」という老化の対策法について提唱するのが、本書というわけです。

「音楽が好き」「歌が好き」。そんな好奇心に突き動かされ、医療の現場で邁進してきた私が、より「老化」に焦点を当て、研究を重ねた結果になります。

私のこれまでの知見が、「声を操るプロ」のみならず、広く一般の方々のお役に立つのであれば、望外の喜びです。

人生の後半戦は、声筋が健康の鍵となってきます。

予防を始めるのは30代からでも早すぎることはありません。ぜひ本書を手元に置き、参考にしていただければと思います。

contents

[2章] 声筋を鍛えて、ハリのある声を取り戻そう!

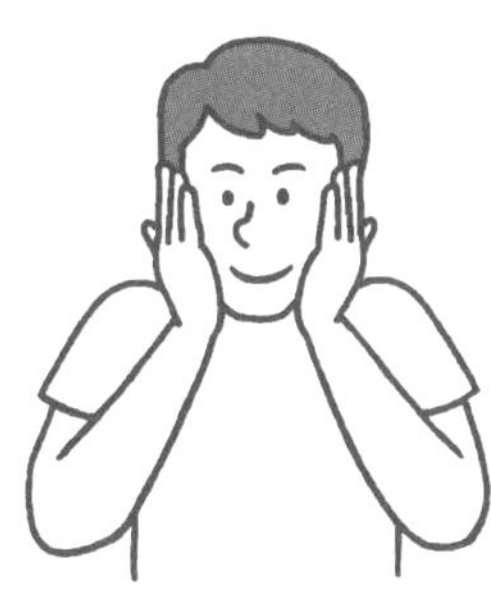

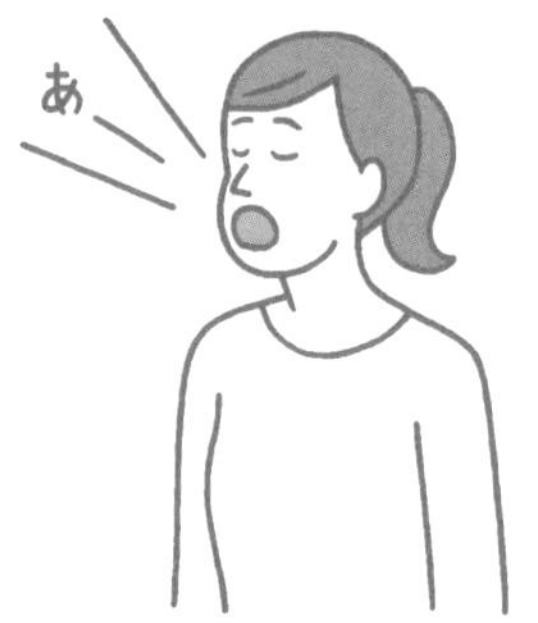
あ

［3章］のどの柔軟性をアップさせるハリ声ストレッチ

［4章］のどがみるみるよみがえる最高の「声筋トレ」

［5章］のどのために気を付けたい生活習慣Q&A

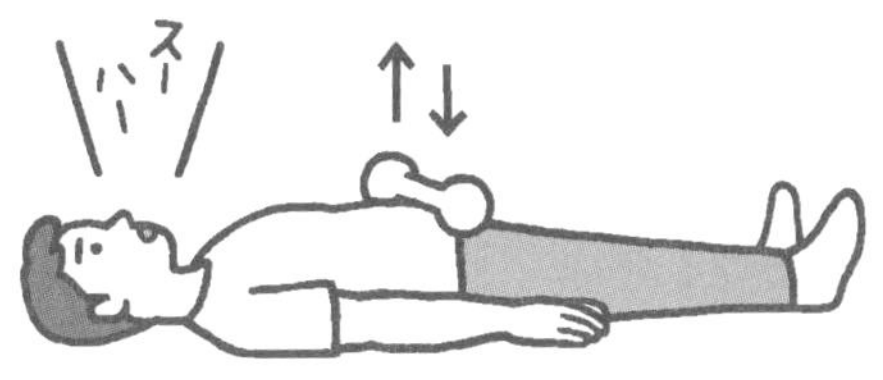

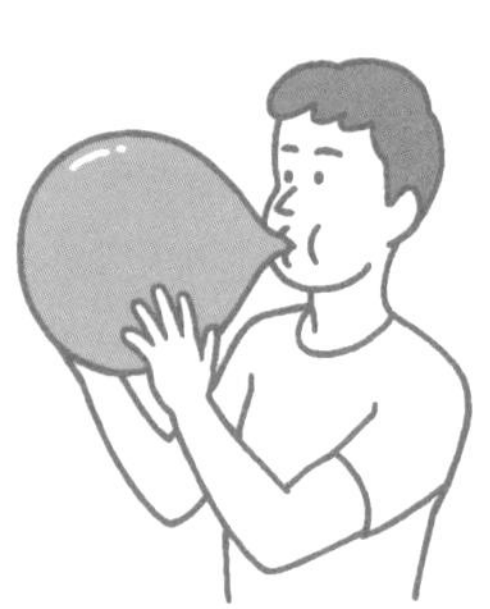

[5章] のどを守る10大ケア術

［1章］

健康な人生に欠かせない、声筋の秘密

そのつまずき、のどの衰えが原因です！

「年齢を重ねてつまずく回数が増えた」という方は、じつは多いものです。

また、ご家族など身近な人を見ていて、そう感じる方も決して珍しくはありません。

私も実際に、「つまずき」や「転倒」にまつわるご相談を日常的にたくさんいただきます。また、診察室で患者さんたちと接していても、つまずかれる場面をよく目にします。


「診察室でつまずくなんて、床に段差でもあるんですか？」

そう不思議に思われるかもしれませんね。

答えは、もちろん「ノー」。

極めて歩きやすいフラットな床で、障害物などありません。

でも、そんな「段差もない安全なところ」でつまずいてしまうことこそ、高齢の方にありがちな老化現象なのです。

「段差もないところでつまずいてしまうなんて。一体どんな対策を立てたら、予防できるんですか？」

このような質問もよくいただきます。お気持ちは、よくわかります。

たとえ、自宅を段差のないバリアフリー仕様にリフォームして、環境面に十分な配慮をしていても、もしつまずいて転倒してしまったとしたら……。

骨折、入院、それから長い寝たきり生活へと突入するのではないかと、心配になってしまいますよね。そこで、のどの専門家である私が、ちょっと専門的なお話をさせていただくことになります。

結論からズバリ申し上げると、**「何もないところで、おっとっととつまずいてしまうこと」の大部分は、声筋（のど）の衰えが原因**です。

だから、つまずきや転倒を未然に防ぐために、声筋を鍛えることが大事なのです。

こう切り出すと、たいていの方は目を丸くして驚かれます。

「ええっ？　つまずいてしまう理由って、足腰の老化や、空間を認識する力の衰えなどではないんですか？」

もちろん、それらも原因のひとつです。

さらに言うと、脳の認知機能や平衡機能などの低下、視力の悪化、足の深部感覚の鈍化なども、つまずく理由として想定されます。

「人は年を取ると、さまざまな原因が複合してつまずくようになる」

そんなふうにも言えるでしょう。

でも……。

にわかには信じがたいかもしれませんが、**何もないところでつまずいてしまう主な原因は、私たちの「のど」にあるのです。**

「のどと足は離れたところにありますよね。そのふたつが、どうしてそんなに深く関係しているんですか？」

熱心にそう尋ねてくださる方もいます。

この章では、小さな「のど」が果たしてくれている大きな役割について、わかりやすく解き明かしていきます。

ここでひとつお断りを入れさせていただきます。「声筋」は「のど」の中にある一部分ではありますが、この本の中では同義的に使っていますのでご了承ください。

誰も知らない、何もないところで転ぶ理由

そもそも「のど」という言葉を聞いて、どのような働きを思い浮かべますか？

「声を出す」「息をする」「食べ物を飲み込む」。

もしかすると、連想される役目はこれくらいではないでしょうか。

じつは、のどはもうひとつ、地味な働きをしています。**「のどをピッタリ閉じることで、肺を風船のようにパンパンにふくらませ、体を安定させる」という働きです。（図1）**

そのおかげで、私たちは踏ん張ったり、瞬間的に大きな力を出すことができるのです。ですから、のどが衰えて、のどをピタリと閉じることができなくなると、足元がふらついたり、しっかりと踏みとどまれなくなったりしてしまいます。

その結果、「何もないところで転ぶ」というわけです。つまり、**つまずかないために必要な「踏ん張り力」とは、足腰だけの問題ではないのです。**

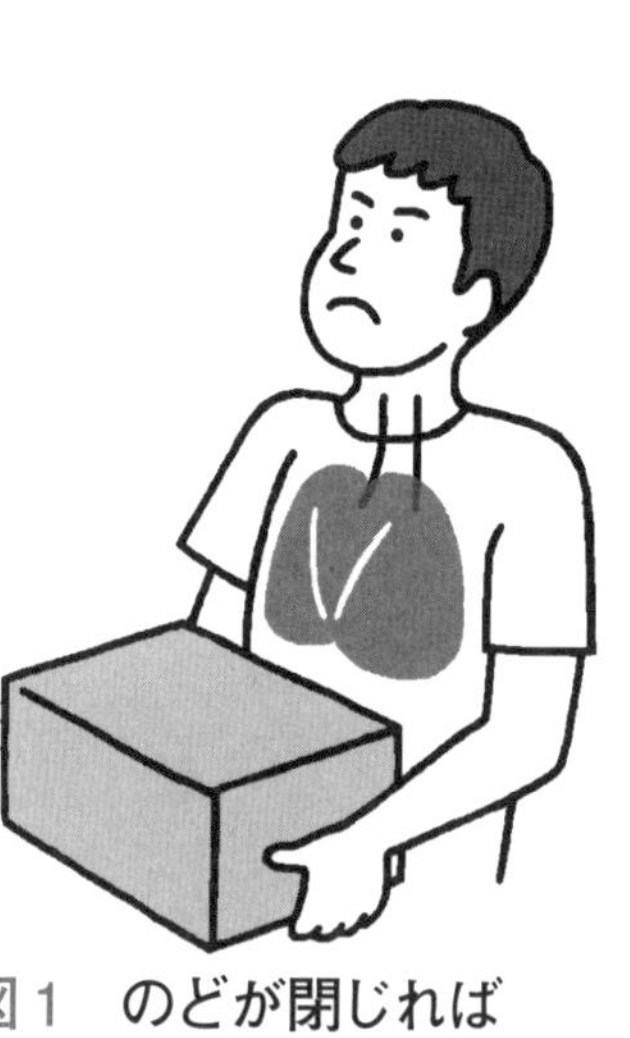

図1　のどが閉じれば踏ん張りがきく

これは、ほとんどの人が気付いていない事実なのですが……。

肺をふくらませて、のどでピッタリと栓をしてつくった「胸の風船」を無意識のうちに支えにしているからこそ、姿勢を保ったり、体を思い通りにしっかりと動かせたりするのです。

もしのどがピッタリと閉じていない場合、空気がそこからプシュップシュッともれて、自分の姿勢を保つことができなくなってしまうのです。

つまり、のどとは「空気栓」として、非常に大事なのです。

ではなぜ、のどが衰えると、のどを閉じることができなくなるのでしょうか。

それは、のどが数種類の筋肉から成り立っているからです。これが声筋です。

よく知られているように、加齢とともに全身の筋肉は衰え、筋肉量も減ってきます。のどとて、その例外ではありません。年齢を重ねて何もせずにいると、自然にその力は落ちていきます。

ですから、**何もないところで高齢の方が転ぶのは、のどの筋肉（声筋）が衰え、胸**

の風船の栓がピッタリとできなくなった結果なのです。

「胸に風船なんてあるの？」、そんな声も聞こえてきそうです。

たとえ話ではなく、私たち人間は実際に肺に空気をためて、日常的にうまく活用しています。わかりやすい例を挙げてみましょう。

重い荷物を持ち上げるとき、瞬間的にぐっと力を出さなければなりませんね。

その瞬間、あなたは息を止めた（息をこらえた）記憶はありませんか？

「今から息を止めなければ」とわざわざ考えるまでもなく、**多くの方は無意識のうちに、息を一時的に止めている**はず。

それこそ、**「のどを閉じて、肺をパンパンに張って（＝風船をパンパンにふくらませて）、上体を安定させている**ということなのです。

また、重たい荷物を移動させたりするときに「よっこいしょ！」「せーの！」などのかけ声を出すことも、同じ原理です。

力を込めなければいけない瞬間に、あえて大声を出すことで、のどがピッタリと閉じ、より大きな力がスムーズに出せるのです。

そんな体の仕組みを、誰かに科学的に教わったことがなくても、私たち人間は、なんとなく「胸の風船」の便利さを本能的に知っていて、活用してきたのだといえます。

一流のアスリートを見ていても、「ここぞ」という瞬間に声を出し、好成績をたたき出している選手は大勢います。

有名なところでは、オリンピックのハンマー投げ金メダリスト、室伏広治さん（東京医科歯科大学教授）です。著作によると、室伏さんは、出したい力によって、発声する音を使い分けているそうです。

ハンマーを空気を切り裂くように投げるときには「いええい」。さらに力を入れるときは「ぎええぎ」。空気をつなぐように投げるときは「おううお」。さらに力を入れるときは「おぐぐお」と濁音を入れるのです。
（引用：『ゾーンの入り方』／室伏広治著／集英社新書）

重たいハンマーを投げることを極めたメダリストの考え方は、非常に参考になりますね。

もちろん私たちが、日常でハンマーを投げる必要に迫られることはありません。

でも、「必要なときに、踏ん張り力を発揮すること」は、つまずきや転倒を防ぐことに直結します。

のどをピッタリと閉じて気管を閉鎖し、胸の風船をパンパンにふくらませて上半身を支え、踏ん張り力を発揮していきましょう。

のどと足腰の知られざる関係性

年齢を重ねてからも、できる範囲で筋力トレーニングを行い、健康増進に努めている人は多いもの。とはいえ、その意識の多くは足腰など「大きな筋肉を鍛えること」に向いているはずです。

確かに「のど」は非常に小さな部位ですし、それが筋肉でできているとご存じの方は少ないことでしょう。ましてや「声筋を鍛える必要がある」とお伝えしても、違和感ばかりが残る、という方が多数派かもしれません。

ですが、ここまで見てきた通り、のどを適度に鍛えていると、「踏ん張り力」が発揮され、つまずきや転倒の危険性をうんと減らすことができるのです。

ひとりで生活を営む力も衰えにくくなりますし、行動範囲を狭めることなく、人生の後半戦を楽しむことができるはずです。

「不安なく、安全に歩けること」は、それほど深く「生活の質」に影響してきます。何歳になっても「自分の足で歩けること」は、大事なことです。

もし歩行が難しくなったり、億劫になったりしてしまうと、外出の機会は減り、社会とのつながりも失ってしまいがちです。それでは人生の楽しみも、半減してしまうことでしょう。

近年、高齢者は健常な状態から要介護状態になるまでに、「フレイル」という中間的な段階を経ていると考えられるようになってきました。

「フレイル」とは英語の「frailty」をもとにした造語であり、従来の老年医学では「虚弱」などと訳されてきました。

具体的にいうと、**加齢に伴って筋力が衰え、疲れやすくなったり、家に閉じこもりがちになったりなど、加齢で生じやすい衰えの全般**を指した言葉です。

脳疾患などの大病や転倒などの事故により、健常な状態から突然、要介護状態に移行することもありますが、ほとんどの高齢者の場合、フレイルの時期を経て、徐々に要介護状態に陥ると考えられています。

また、詳しく見ると「フレイル」の中でもいくつかの段階に分かれています。

歩行が難しくなったり、億劫になったりすることで、外出の機会が減り、社会とのつながりが希薄になる「社会的フレイル」。

記憶力の低下や気分的なうつ状態にさいなまれる「精神的フレイル」。

「飲み込みにくい」「口が渇く」「むせやすい」「食べこぼす」など、口腔機能が衰える「オーラル（口）フレイル」。

そして筋肉の減少により活動量が低下する「身体的フレイル」……。

このような負のスパイラルを、東京大学高齢社会総合研究機構教授の飯島勝矢先生は「**フレイル・ドミノ**」と名付けています。

また、高齢者のみならず、若い世代の方も、予防の大切さを理解する必要があると、警鐘を鳴らし続けています。私もこの考え方には、賛成です。

「**のどこそが、フレイル連鎖を予防する鍵ではないか**」と、常日頃から感じています。

健康寿命を延ばし、フレイルの時期をなるべく先送りするためにも、現状を把握することは重要です。

まずは次ページに挙げたセルフチェックシートで、自己診断をしてみましょう。

思い当たる項目がひとつでもあったら、トレーニングやケアを始める時期だと受け止めてください。

フレイル度チェックテスト

以下の12項目をチェックしてください

- □ 何もないところで、つまずくことがある
- □ 会話中、「聞き取りづらい」と言われたり、聞き返されたりすることが増えた
- □ ペットボトルのフタが開けにくくなった
- □ 青信号の間に横断歩道を渡りきれない
- □ お茶や汁物を飲食するとき、むせるようになった
- □ 半年ほどで体重が2〜3kg減った
- □ 以前よりも疲れやすくなった
- □ 人と話すことや外出が減った
- □ ゴルフの飛距離が明らかに落ちた
- □ スポーツが楽しめなくなった
- □ 便秘がちである
- □ 若い頃に十八番だった歌が歌えなくなった

3つ以上当てはまる人は要注意。
フレイル、もしくは前段階の疑いがあります。

声治療の現場では、専門的に発声やのど全体の状態を調べる検査を行い、のどを細かく診断します。ですから、そのような診断と比べるとこのリストは科学的根拠という点では足りないところがあるともいえます。

しかし、セルフチェックを行うことで、のどの働きや、のどの状態が健康や生活にどんな影響を与えるかを、一般的な感覚で理解していただきやすくなるはずです。あなたの大切な人にも、セルフチェックをぜひすすめてあげてください。

転倒・骨折が健康寿命を脅かす

「フレイルなんて言うけれど……。のどが衰えて踏ん張り力がなくなって、ちょっとつまずくくらいで、本当に寝たきりになるものかしら?」

こんな素朴な疑問もよくいただきます。

確かに、ご本人が現在明るく元気に過ごしていらっしゃる場合、つまずく回数が少し増えたくらいで「健康寿命が縮まるのでは」などというよからぬ方向には、想像しにくいかもしれませんね。

ただ高齢者にとって、転倒やそれに伴う骨折は、それまでの生活を一瞬で激変させるほどのダメージを与えかねない脅威です。年齢を重ねるほど、ちょっとしたけがや病気が健康に悪影響を与える可能性は高くなってしまいます。

また「人前でつまずいたら恥ずかしい」

介護が必要となった主な原因

順位	原因	割合
1位	認知症	18.7%
2位	脳卒中	15.1%
3位	高齢による衰弱	13.8%
4位	**骨折・転倒**	**12.5%**
5位	関節疾患	10.2%

※内閣府『平成30年版高齢社会白書』より

「転倒したら、周りに迷惑をかける」などという思いから、外出の機会が減り、前にも触れた「社会的フレイル」の段階に突き進んでいくことも考えられます。

「踏ん張り力」の低下を、決して軽く見すぎてはいけません。

政府が公表しているデータにも目を向けてみましょう。

『平成30年版高齢社会白書』（内閣府）には「65歳以上の要介護者等の性別にみた介護が必要となった主な原因」についての統計があります。

要介護者等について、介護が必要になった主な原因について比較をしたデータです。最も多いのは「認知症」（18・7％）、次いで「脳血管疾患（脳卒中）」（15・1％）、「高齢による衰弱」（13・8％）、そして「骨折・転倒」（12・5％）という結果になっています。

つまり、「認知症」「高齢による衰弱」のように普段から把握できている体の状況ではなく、**突発的な「転倒」によって、ある日突然介護が必要になった方が、全体の1割以上も存在する**、ということです。

「転倒」という言葉から、「予測できない不運な事故」というイメージを持たれる方が多いかもしれません。

「高齢者の転倒事故なんて防ぎようがない」、そう思い込んでいる方も多いはずです。

でも実際のところ、転倒は努力次第である程度遠ざけることが可能です。踏ん張り力を鍛えるために、のどを日常的にトレーニングすればよいのです。

「転倒＝高齢者にとって避けられないもの」、そんな誤った認識は、手放していきませんか。


「認知症予防」や「脳血管疾患予防」についての意識は年々高まり、多くのメディアが対策を報じてくれるようになりました。

それと同様に、**「転倒」もうまく食い止めることができる**と、まずはあなたが認識してください。

転倒の防止策は、「家のリフォーム」だけではありません。のどを鍛えることこそ、最強の転倒予防策なのです。

のどの重要性は「心臓」「肺」と同じ

ここまで、踏ん張り力についてお話をしてきましたが、のどの重要性について「納得できた」という方は、まだまだ少ないかもしれませんね。

とどめに、あるランキングをご紹介させてください。

「人体で生死に関わる筋肉を3つ挙げよ」と言われたら、あなたは一体どう答えるでしょうか？

正解は、心筋（心臓の筋肉）、肺の筋肉、そしてのどの筋肉なのです。

こんな話を知ったら……。「のどを大事に扱い、健やかな状態を保てるようにケアしなければ」と感じませんか？

人体でベスト3に入るほど、大切なのどの筋肉が、なぜこれほど軽く見られているのか。その理由について、私は長らく考えてきました。

そして、たどりついた結論は「見たことがないから、重視されにくい」という仮説です。

実際に心臓や肺を見たことがある人はいないでしょうが、イラストなどは義務教育でも見る機会は比較的多いでしょう。しかしのどのイラストを見たことがある人は少ないのではないでしょうか。

鏡を使って口の奥をなんとかのぞこうとしても、なかなか難しいもの。耳鼻咽喉科にでも行かない限り、のどの状態を知ることはできません。だから、その偉大さに気付きにくく、愛着も湧きにくいのでしょう。

これからのどについて、さらに詳しく説明を重ねていきます。のどの本当の姿を少しずつでも理解し、親しんでもらえればと願っています。

のどが担う3つの役割

そもそも、「踏ん張り力」以外に、のどはどのような役割を担っているのか。ごく基本的なところから振り返ってみたいと思います。

よく知られていることですが、のどには主な役割が3つあります。

呼吸、嚥下（えんげ）（飲食物を飲み下すこと）、発声です。

ときに、呼吸をしながら、おしゃべりをしながら、食事をすることだってあります。まったく異なる3つの仕事を、同時にうまくこなしているのですから、のどとは素晴らしく優秀な器官であるといえるでしょう。

つまり「酸素」や「食物」を取り込む、生命維持に必須の「インプット」を行いながら、「声を出す」という「アウトプット」にも携わっているのです。

のどの役割を専門的に説明してみると……。

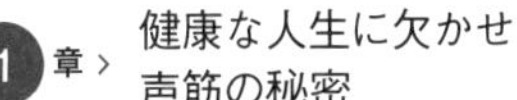

①呼吸に関係する**「気管」の入り口**となる

②嚥下に関係する**「食道」の入り口**となる

③**「声帯」を震わせて発声する**

このように、**のどとは「気管」と「食道」というふたつの異なるルートの入り口を兼ねているわけですから、誤りがないように〝交通整理〟をするだけでも、大変なこと**だといえます（気管と食道は、交差しています）。

図2と**図3**のイラストをご覧ください。呼吸時には「食道が閉じ、気管が開いて」いますが、飲み込み（嚥下）時には喉頭蓋と呼ばれる筋肉が「気管にフタをし、食道が開いて」いることがわかると思います。こうすることで、食べ物が気管に入らないようにしているというわけです。

もちろん、年齢を重ねたり、のどの使い方を誤ったりすると、〝交通事故〟が起こることもあります。食道に入るべき飲食物が間違って気管に入ってしまい、むせる。いわゆるこれが「誤嚥」という現象です。

誤嚥が度重なると「誤嚥性肺炎」という病気に発展することがあります。

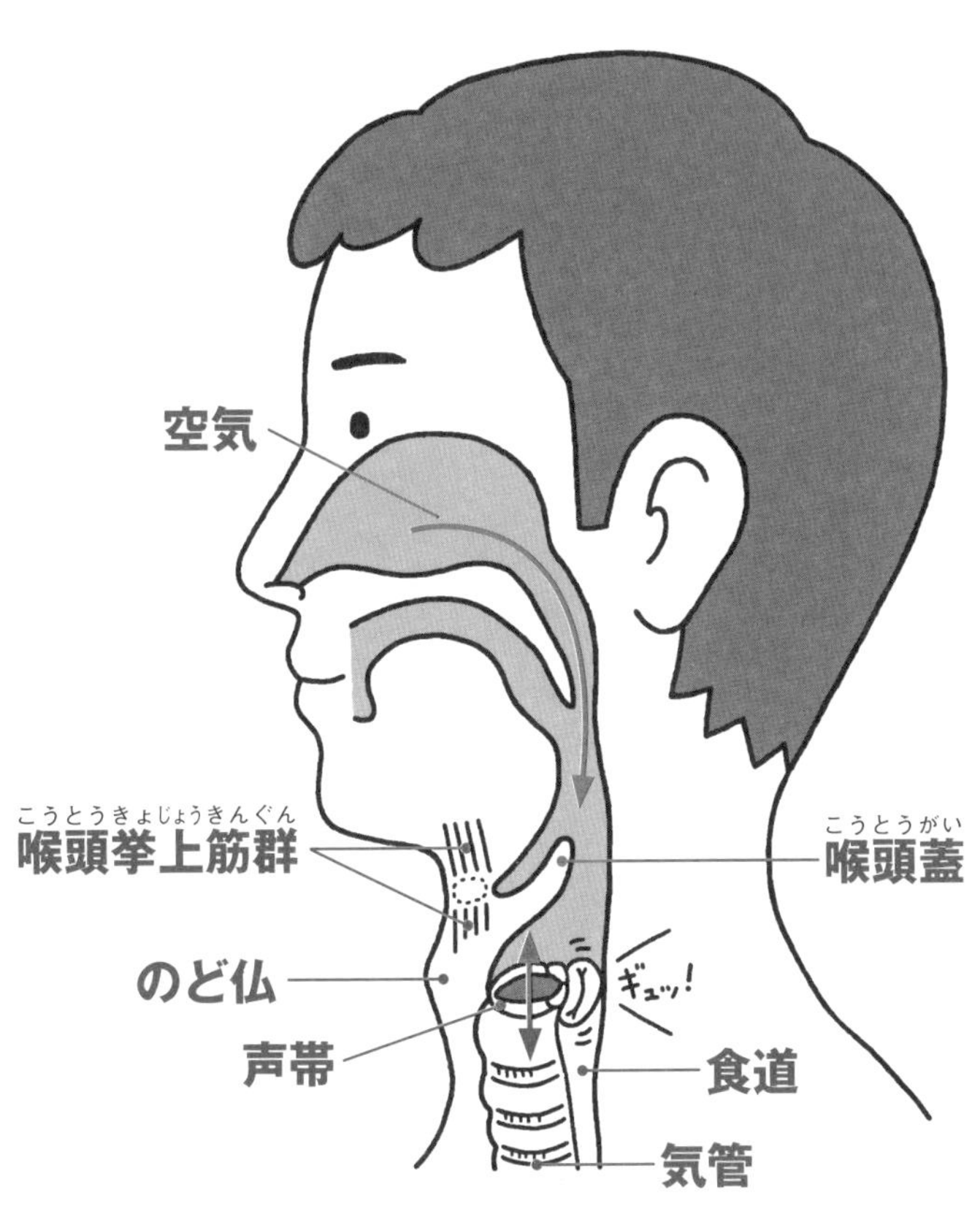

図２　呼吸時ののど

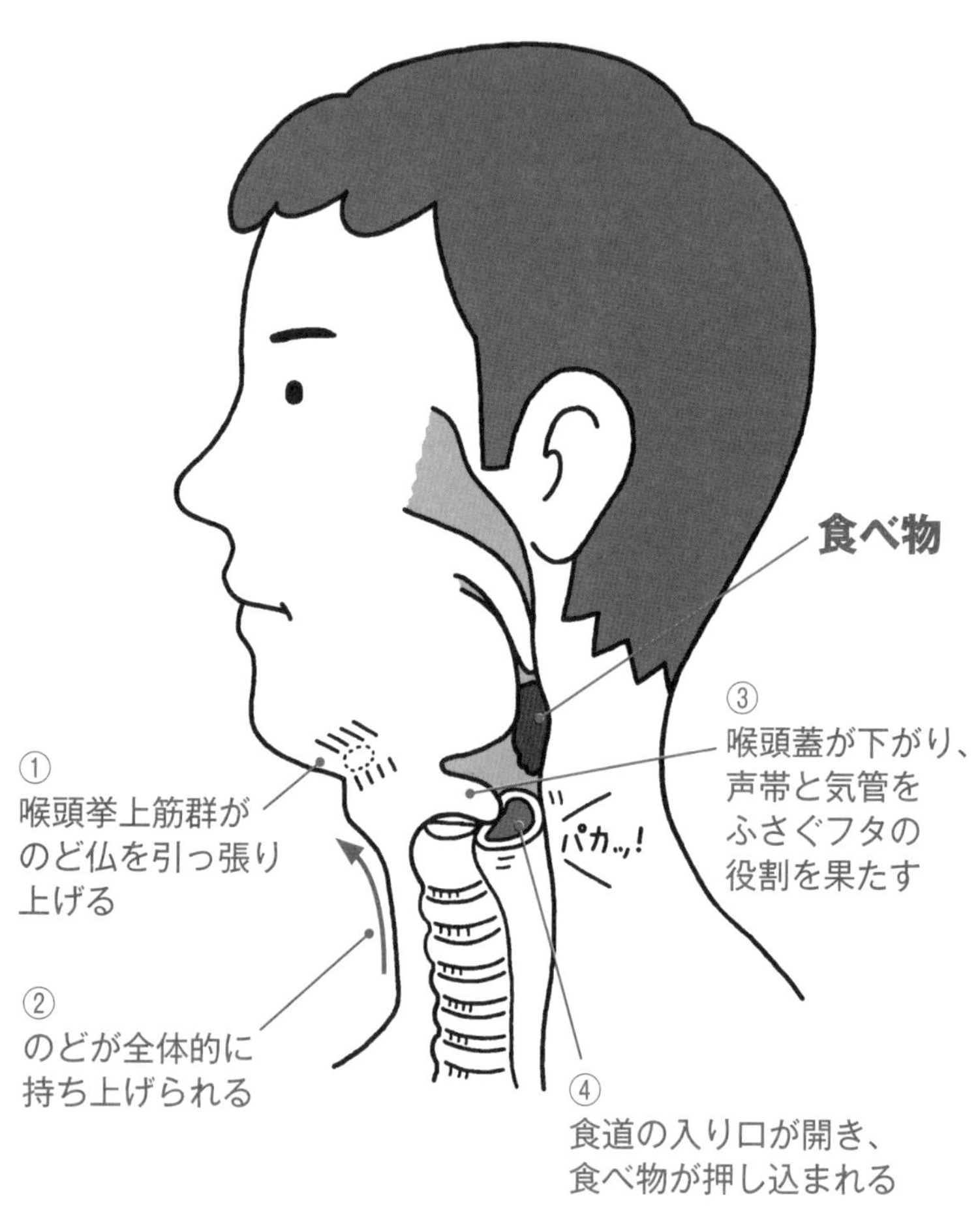

図3　飲み込み（嚥下）時ののど

誤嚥性肺炎とは、体力が落ちていたり、免疫力が弱ったりしているときに誤って気管に入ったものに含まれていた細菌が、肺などで繁殖して炎症を起こし、発症する病気です。のどの筋肉が衰え、機能が落ち、気管と食道の交通整理がうまくできない人ほど、誤嚥性肺炎を起こしたり、繰り返したりすることが増えます。

ですから、誤嚥性肺炎を遠ざけるには、まず体力や免疫力を下げないこと、のどの「嚥下力」を落とさないこと、口腔ケアを徹底すること、あとでご紹介するようなストレッチ法などで、のどを鍛えることが重要です。

このように、のどの状態を常に気にかけることは、「踏ん張り力」を高めることに直結します。

声帯と発声のメカニズム

ここから、さらに詳しくのどの構造に迫ってみましょう。

前の項目で少し触れた「声帯」という、のどの小さな筋肉にスポットを当ててみた

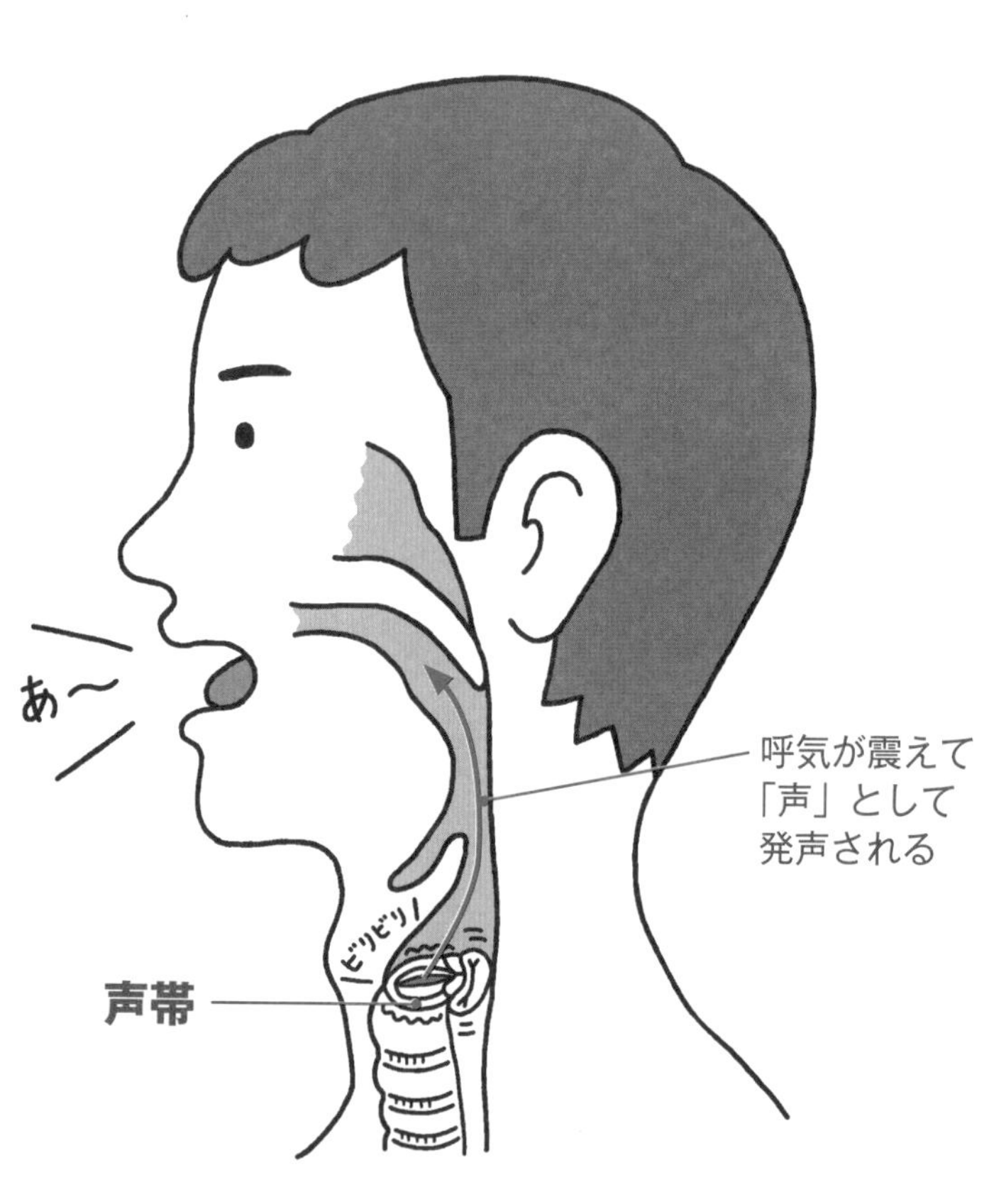

図４　発声時ののど

いと思います。

40ページでは、のどの役割のひとつとして、「声帯を震わせて発声する」というお話をしました。

声帯とは、のど仏の下にある、左右2本のひだ（筋肉）を指します。

女性では1センチ、男性でも1・5センチという、非常に小さな筋肉です。

表面は粘膜に覆われており、その触感はまるでコンニャクのよう。

血管がほとんどない組織で、外からは見えませんが、象牙色をしています。

健康なときは、ツヤツヤで、じつに美しく見えます。


この「声帯」という筋肉の一番の特徴は、「左右一対」のペアになっていて、開いたり閉じたりする、という点です。

「一体どんなときに開閉するのか？」と、気になりますよね。

その原則は、いたってシンプルです。

発声をするときは、閉じる。

力を入れるとき（踏ん張り力を発揮するとき）も、閉じる。

そして、息を吸うときは、開く。

これだけです。**（図5）**

特に説明しておきたいのは、発声のメカニズムについてです。

声とは、声帯が閉じていなければ、出せないものです。

肺からの呼気が、左右の声帯の間を通り抜けていく瞬間に、声帯が細かく振動することで、発声できるというわけです。

つまり「声帯がピッタリと閉じている」

図５　発声時と吸気時の声帯

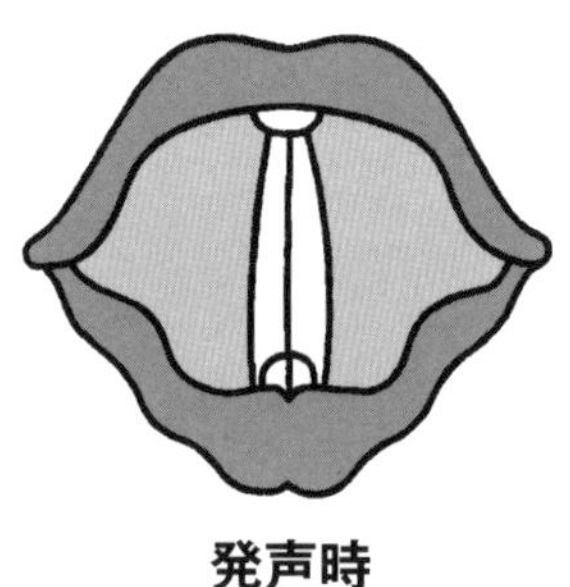

発声時

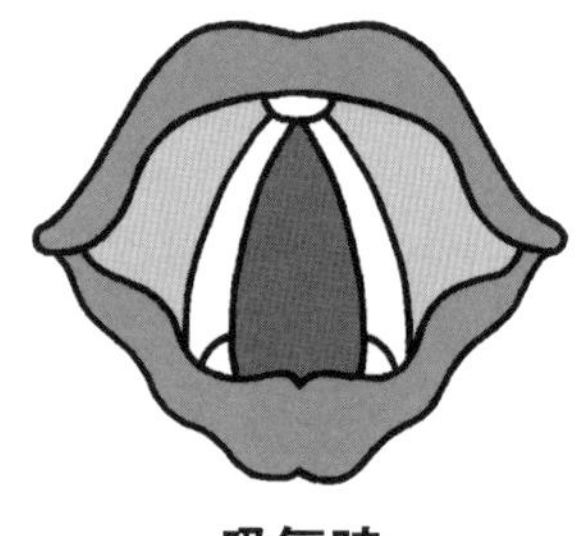

吸気時

という身体的な条件が、発声の必須条件なのです。ところが……。

声帯の周りに何らかのトラブルがあると、声帯の開閉が難しくなったり、閉じたいときでも隙間ができたりします。

声帯がピッタリと閉じられない状況に陥ると、日常生活にも次のような支障が出てきます。

①「踏ん張り力」がきかなくなる（気管をピッタリと閉鎖できなくなり、呼気でふくらんだ胸郭（きょうかく）を安定させて、姿勢を保ち、力を出すことができなくなる）

②誤嚥を招く（気管をピッタリと閉鎖できなくなり、食べ物などが食道ではなく、誤って気管に入ってしまう）

③出したい声が出せなくなる（音の高低、大小、響きなど、イメージ通りの声が出せなくなる）

④呼吸がしんどくなる（十分な呼吸量が維持できなくなる）

注目いただきたいのは②の「誤嚥」についてです。

前に、のどは気管と食道という異なるルートの入り口を兼ねていることについてお話ししました。その交通整理の役割の一部を、声帯も担っている、というわけです。

「声帯の開閉がうまくできなくなると、日常生活が不便なことになりそうだ」

そんな実感を、持っていただけたでしょうか。

「フケ声」は声筋からのSOS

「声帯の開閉が、じつはスムーズに行えていない」

「声帯の周りののどの筋肉、いわゆる〝声筋〟が衰えてきている」

このような変化に気付くのは、早いに越したことはありません。

とはいえ、肉眼ではその変化に気付きにくいのが、のどの〝泣きどころ〟です。

「声筋が、前よりも弱くなっているのでは?」

そんなふうに、わかりやすい判断基準になってくれるのが、その人の「声の状態」

図６　声帯が閉じられない状態の声帯

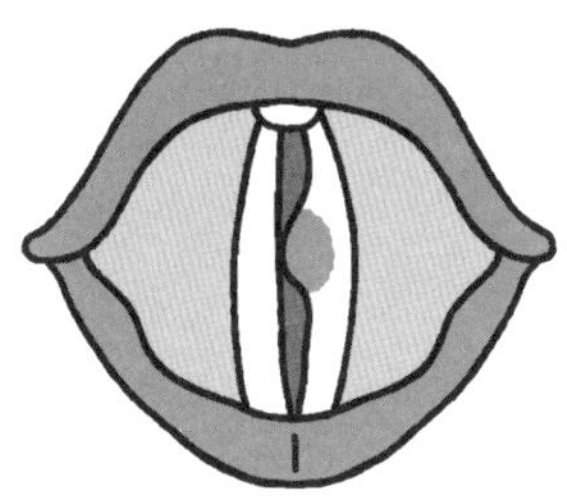

「声帯ポリープ」

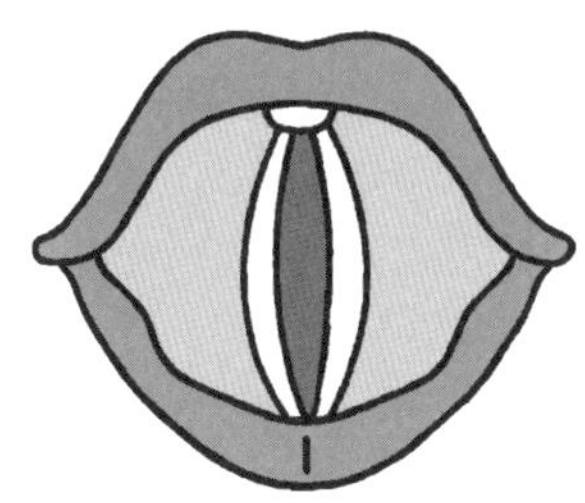

「衰えによるやせ」

です。端的にいうと、次の３つが声筋からのＳＯＳサインです。

①「声が聞き取りにくいと言われるようになった」
②「声の音域が狭くなった」
③「声がかすれるようになった」

　このように変化してしまった声をまとめて「フケ声」と総称してもよいでしょう。「フケ声」とは文字にすると衝撃的に見えるかもしれませんが、実情をうまく形容した言葉なので、使わせていただきますね。

　フケ声になる原因として、次のような声

帯の衰えが想定されます。

①声帯の閉じ方が不十分である

（息が無駄にもれ、声を出すために必要な声帯の振動が起こりにくくなり、気流による雑音がある、かすれ声になる）

②声帯を強く閉じすぎている

（スムーズな呼気の流れが妨げられ、絞り出すような声になる）

③声帯の機能が落ちて、微妙な調整ができなくなっている

（本人が出したい声が出せなくなる）

「フケ声に自分自身で気付くケース」は、意外と多いものです。

結果、「前よりも、声が老けた」という悲しみに襲われ、途端に後ろ向きになってしまう方も珍しくありません。やがて「もう人前で声を出したくない」という心境になり、コミュニケーションの機会を避ける……。そんな「社会的フレイル」の状態に突入していく方もいらっしゃいます。

たしかに、人は相手の声のトーンから、だいたいの年齢を推察するもの。ですから、フケ声を自覚した途端に、新しい出会いや社交に「消極的になってしまう」というお気持ちはよくわかります。

実際、会話中に相手に聞き返される回数が増えたり、「聞き誤り」をされたりなどのコミュニケーションエラーが増えることもあるようです。

若い頃、当たり前だった「ハリ声」が出せなくなることで、生活に支障をきたしたり、それ自体が悩みになったり、心身の健やかさが失われたりしていく……。

人生の後半には、健康を脅かす思わぬ〝伏兵〟も潜んでいる。残念なことですが、そう言えるのかもしれません。ただし、そこに救いはあります。

「声の老化」を隠すことは難しいものですが、**トレーニングやケアで改善することは可能**なのです。戻らないわけでは決してありません。

ですから、フケ声やかすれに気付いたら。「たかが声」と軽く見ず、早期に対策を立てることが重要です。本書では、第2章以降で、具体的にその方法をお伝えしていきます。

（のどの衰え以外に、耳や鼻、脳の病気などで、声に変化が起こっている可能性もあります。「あまりにおかしい」と感じる場合、耳鼻咽喉科の受診をおすすめします）

声帯が閉じないから力が入らない、踏ん張れない

フケ声になると、「人前に出たくない」などのコミュニケーション面で、支障が出るだけではありません。同時に、声帯の閉じ方が不十分になっている可能性が考えられます。すると、前にもお伝えしたように「踏ん張り力」を発揮することができず、つまずきや転倒も増えることになります。

声筋が果たす、体にとって最も大切な役割は、「声帯を閉じて気管を閉鎖すること」

です。それが可能になって初めて、姿勢を安定させて、必要なときに力を出す（踏ん張る）ことができるわけです。

人間を「生き物」としての視点から考えたとき。

この「力を出すこと」（踏ん張ること）は、非常に大事です。

生き永らえていくためには、効率的に「力を出すこと」が必要です。

言ってしまえば、「声を出すこと」と同じくらい、もしくはそれ以上に「力を出すこと」は重要なのです。

そもそも、人がなぜ声を出したのか。その歴史をさかのぼってみると、「力を出す」瞬間、閉じている声帯の振動によって、たまたま生じた「音」。それが「声」の発祥だともいえるのです。

現代に生きる私たちからすると、想像がちょっと難しいかもしれませんが、「声を出しておしゃべりする」という機能は、「力を出すこと」のオマケのようなもの（副産物）だと表現してもよいでしょう。

この**「声帯が閉じないから、力が入らない、踏ん張れない」**という関係性については、心に留めておいてください。

この原則が頭に入っていると、年齢を重ねてからの体の変化の理由を突き止めやすくなります。

前のチェックテストの項目にもありますが、「ペットボトルのフタが開けにくくなった」、「ゴルフの飛距離が明らかに落ちた」などと感じたとき、「ジムに通って握力や腕力を鍛えよう」と考えるだけでなく、「のども鍛えなければ！」「声帯をピッタリと閉じなければ」と気付くことができれば、理想的です。

声筋は何歳からでも鍛えることができる！

のどとは、粘膜で覆われた筋肉です。

粘膜の部分は若返ることはできません。

しかし、筋肉の部分、「声筋」は何歳になっても鍛えることが可能です。

それが、本書の最もお伝えしたいメッセージです。


筋肉というのは「加齢によって落ちる」という性質を持っています。

「鍛えない場合、人体の筋肉は、年に1%ずつ低下する」というデータも存在します。

声筋もその例外ではありません。「使わなければ、鍛えなければ、低下する」という運命を背負っています。

「廃用症候群」という言葉の通り、使わなくなればなるほど、体がひとりでに「もう役目はないのだな」と判断し、自然に衰えていくことになりかねません。


声筋の衰えのせいで、気付かぬうちに、踏ん張り力まで連鎖的に失ってしまわないように、意識的に声筋を鍛えていきましょう。

声筋は、簡単なトレーニングやケアによって、状態を改善することができます。その結果、思い通りに出したい声が出せるようになると同時に、必要な力を、必要な瞬間に発揮しやすくもなるのです。

本書の2章以降で紹介している方法には、お金も時間も手間もかかりません。ジムに通ったり、ウエアに着替えたりする必要もなく、誰でも簡単に習慣化できる方法ばかりです。

生活の中の隙間時間で、楽しみながら続けてみてください。

［2章］

声筋を鍛えて、ハリのある声を取り戻そう！

声筋は30代から衰える

この章では、「声筋」とは何かを解き明かし、一生うまく付き合い続けていく方法についてお話ししていきます。ショック療法というわけではありませんが、最初にありのままの真実をお伝えさせてください。

それは「声筋は30代から衰える」という現実です。

オリンピック選手を見るとよくわかりますが、活躍している一流のアスリートたちのほとんどが10代、もしくは20代です。つまり、体を鍛えて、身体能力を高め続けることができるのは、残念ながら「20代まで」ということなのです。

もちろん、競技によっては、経験を積んだほうが有利な種目もあり、例外も存在します。ただおしなべて見ると、身体能力のピークは10～20代といえるのです。

30代を超えると「体を鍛えて自己ベスト記録を更新し続ける」ということは、至難の業になってきます。日夜研鑽（けんさん）に励んでいるプロでさえも、身体能力を高め続けることができるのは20代までが限界なのですから、特に訓練を積んではいない一般の方については、推して知るべしです。

そして、声筋も筋肉の一部です。やはり**「声筋のピークは20代まで」**と謙虚にとらえてください。

けれども**努力次第で、人はピーク時の筋肉のコンディションを「保つ」ことはできます。**たとえば歌手の中には、40代、50代になっても大きなホールで歌って大勢のファンを集めたり、テレビに出演して、若い頃とほとんど変わらない美声を披露したりできる人もいます。音域を微調整したりすることもあるでしょうが、若い頃と同じ曲を歌って、ファンを喜ばせることができる、というのは驚異的なことです。

一方、プロスポーツの世界では、「50代になっても現役」という事例は、あまり見聞きしません（監督や指導者としてご活躍の方は、多くいらっしゃいますが……）。「スポーツ」も「歌」も同じように「体を思いっきり使う行為」ですが、ケア次第では、昔と変わらぬレベルで結果を出せる点が、「歌」の魅力なのかもしれません。

気付いたときにはフケ声になっている

年齢を重ねるにつれ「声が老けた」と気付く方は増えていきます。

「見た目」については、装いやファッションで、ある程度までカバーできるもの。ところが声の老化だけは「隠しようがない」と困り果てる方が多いのです。

しかし「声の老化」は、トレーニングやケアで改善できます。

その具体的な方法をお伝えしていく前に、声筋と声が老けていく仕組みについてご説明しておきましょう。

そもそも声を出してくれるのは「声帯」という小さな筋肉です（44ページ）。

肺からの呼気が左右の声帯の間を通り抜けていくとき、声帯が細かく「振動すること」によって声が起こります。

「振動」といっても、その速さはちょっと想像ができないほどの〝超高速〟です。たとえば普通の会話では1秒間に100〜250回、声帯の左右のひだ表面の粘膜に〝ぶつかり〟が生じています。

裏声で歌うときには、さらに高頻度で〝ぶつかり〟が生じています。

つまり、発生する声の性質は、振動の速さによって決まるのです。

「声帯の振動なんて、イメージしにくい」という方は、発声している最中に、自分ののどに手を当ててみてください。のど仏の奥で、細かな〝ぶつかり〟が起こっているのを感じ取れるはず。このような筋肉のぶつかり合いから生じる音が「声」の正体なのです。そう考えると、のどがなぜ老けていくのか理解しやすくなるでしょう。

ぶつかる回数が多くなればなるほど、声帯は疲れ、腫(は)れていきます。

声帯といえども、ほかの筋肉と同じことです。拍手をし続ければ手が腫れるのと同じ原理です。またケアを怠ると、当然ながら疲労も蓄積します。そのまま放置しておくと、声帯はやがてよくない方向へと変化していきます。

・やせていく（横の幅が狭くなる）
・むくんでいく（分厚くなる）
・萎縮していく（硬くなる）

そこに追い討ちをかけるのが、「更年期」です。

これは男女ともに当てはまる話ですが、**性ホルモン分泌の変調が関係する変化も加わって、声帯の閉じ方や振動、緊張、呼気の流れにも影響が与えられ、声を予期せぬものへと変えてしまう**のです。

このように、「疲労やダメージなどの長年の蓄積」と、「更年期による変化」がミックスされると、声帯は劣化し、ハリ声からフケ声に悪化していくというわけです。

もちろん、ある日突然「フケ声になった！」と気付くわけではありません。

長い期間を経て少しずつ変わっていく「経年変化」ですから、自分自身で気付くことはなかなか難しいかもしれません。

「誰かに指摘されて、ようやく気付くことができて、わがことながらびっくりした」という方もいらっしゃいます。

本書でいう「フケ声」とは、次のような変化がひとつでも見られるときに使う言葉です。

「声がかすれるようになった」
「声がしわがれるようになった」
「以前は出せた音域が出せなくなった」
「声が通らなくなった」
「響きがわるい」

右の特徴は、男女のいずれにも共通します（ただし、男性のほうが筋肉量が多いため、老けるときは女性よりも、よりダイナミックに変化します)。

さらに、男女別の変化もあります。

男性は声帯の萎縮などの影響で、声が少し高くなります。

女性は閉経を迎えると、女性ホルモン減少の影響で声が少し低くなります。

つまり、人生の後半で、声の男女差は自ずと縮まるようになっています。

このような変化を事前に知っておき、心の準備をしておきましょう。

とはいえ「声の老化」は、トレーニングやケアで、かなりの程度まで改善が可能です。怖がりすぎず、前向きに対処していきましょう。

声筋の場所

そろそろ、のどについての理解も深まってきたと思いますので、ここで改めて声筋について詳しくお話ししていきましょう。そもそも「声筋」とは、どこを指すのか。

「のど」は咽頭(いんとう)と、喉頭(こうとう)に分けることができます。

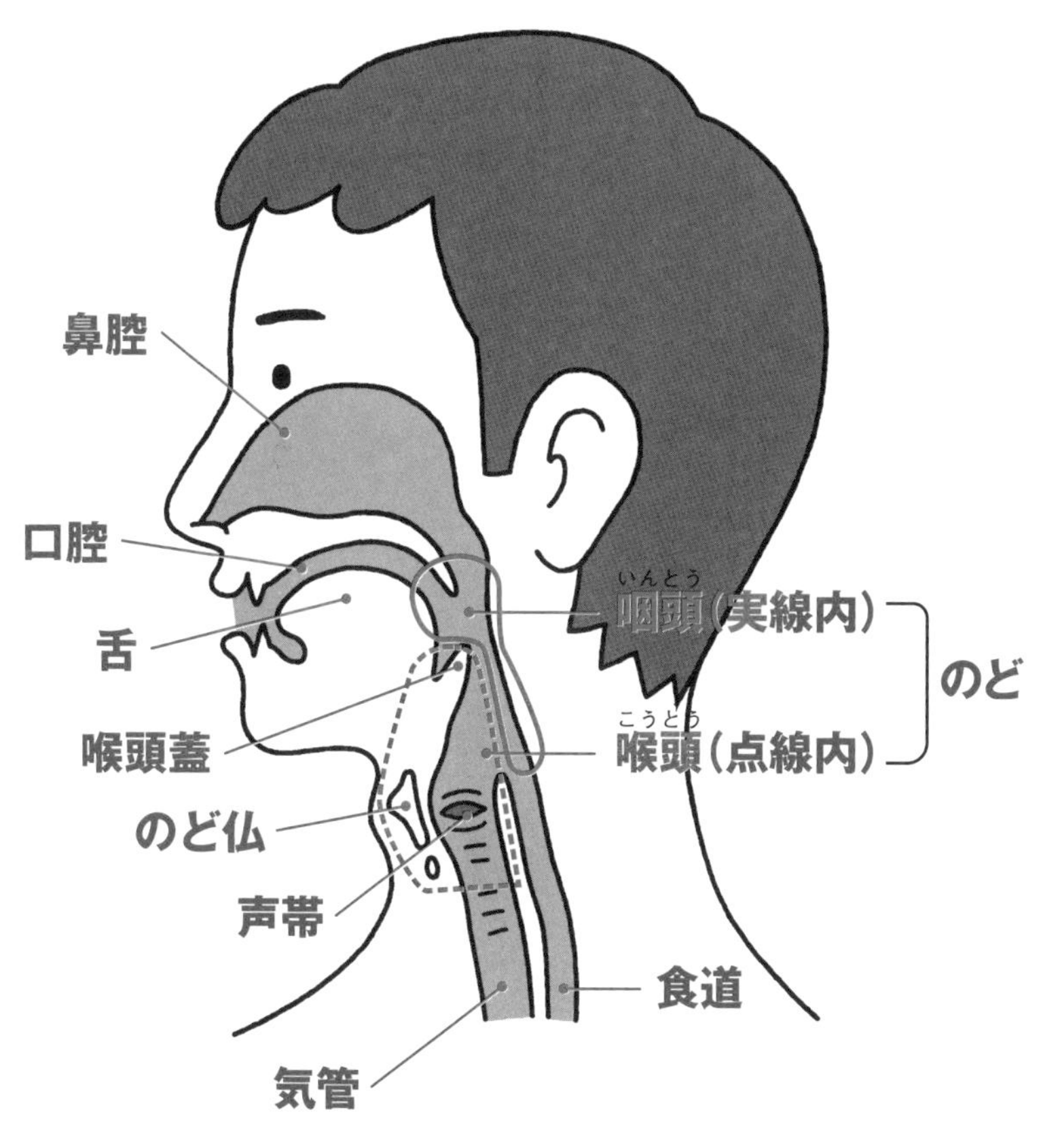

図７　のどの仕組みと各部の名称

「咽頭」とは、口の中で、懐中電灯で見ることができる範囲です。

一方、喉頭とは「のど仏」のこと。専門家が特殊な器機を使って、はじめて見ることができる範囲です。「耳鼻咽喉」とはすべての器官が、耳も含めて「上咽頭」でつながっていて、それぞれが密に関係しています。

「咽頭」は、さらに上、中、下の3つの部位に分けられます。

「上咽頭」「中咽頭」「下咽頭」です。

よく知られている「のどちんこ」は「口蓋垂」といい、「中咽頭」に分類されます。

おなじみの「扁桃腺」も、「中咽頭」に含まれます。

さて、本書で特にスポットを当てている「声筋」とは、一体どこの筋肉か、わかりますか？

じつは、今まで何度もお話ししてきた「声帯」の周囲にあります。

図7でいうと、気管の入り口にある「喉頭」に位置しています。

小さな声帯を包み込んでいる筋肉群「内喉頭筋」と、喉頭の周りに存在する筋肉群「外喉頭筋」の総称が、「声筋」だと理解してください。

ただし、ここからはあまり詳しく説明してもこの本の内容とは直接の関わりがないため、読み飛ばしていただいてもかまいません。参考までに目を通してみてください。

「内喉頭筋」とは、次のような筋肉の集まりです。

「内筋」（甲状披裂筋）
「側筋」（外側輪状披裂筋）
「横筋」（披裂筋）
「後筋」（後輪状披裂筋）
「前筋」（輪状甲状筋）

一方「外喉頭筋」とは、次のような筋肉の集まりです。

「舌骨上筋群」

「舌骨下筋群」
「甲状咽頭筋」
「輪状咽頭筋」

つまり、**「内喉頭筋」と「外喉頭筋」（＝声筋）を鍛えることで、踏ん張り力を発揮できるようになり、つまずきなどを未然に防ぐことができます。なぜなら、このふたつの筋肉群は、声帯の開閉に深く関わっているからです、**

〝一人三役〟で活躍する声筋

声帯の開閉に携わっている「声筋」の、ほかの役割についてももう一度おさらいしましょう。

声筋の仕事とは、ズバリ①**「発声」**②**「呼吸」**③**「嚥下」**の3つに大別されます。

声筋のひとつ目の「発声」については、今までも見てきた通りです。

声筋が、声帯をピッタリ閉じて、気管を安全に閉鎖することで、肺からの呼気が左右の声帯の間を通り抜けていくとき、声帯が細かく振動し、声が出るという流れになります。そもそも声とは、声帯が閉じていなければ出せないものなのです。

意外に思われるかもしれませんが、声筋のふたつ目の役割は、「呼吸」です。スムーズな呼吸のためには、声帯がピッタリと閉じていることが欠かせないのです。

もし、声帯がしっかりと閉じられていない場合、つまり空気がもれている場合は「息を吐くこと」が十分にできなくなってしまいます。

当然の話ですが、**しっかり「息を吐くこと」ができなければ、十分に「息を吸うこと」も難しくなり、フレッシュな酸素を十分に取り込めなくなってしまいます。**

とはいえこのお話は、健常な方にとっては、いまいちピンとこないかもしれませんね。健康なときには、声帯がしっかりと閉じられ、無意識のうちに呼吸が十分に行えるものだからです。「声筋が、声帯をピッタリ閉じてくれているから、呼吸がしやすい」という事実は、心の片隅に留めておいてください。

声筋の3つ目の役割は「嚥下」です。

「嚥下」とは平たくいうと、飲食物を「ごっくん」と飲み込むこと。普段、特別に意識をしなくても簡単に行っている「食べる」という行為について、解説しましょう。

食事をするときの流れは、次の通りです。

①舌で食物を味わい、歯で咀嚼（そしゃく）する。

②口をしっかり閉じ、舌で食物を首の下へと送り込む。

同時に唾液腺から唾液（つば）を出し、これらの動作を助ける。

この瞬間、「軟口蓋」が上に上がり、鼻の方向に流れ込むのを防ぐ。

③咽頭が収縮して、食物を下へと送り込む（上咽頭→中咽頭の順に収縮する）。

④「のど仏」を中心とした喉頭が上へと持ち上がり、舌の根元と喉頭のてっぺんにある「喉頭蓋」というフタを挟み込み、喉頭の内側に食物が入らないよう気管をふさぐ。

⑤呼吸時は開いている「声帯」も閉じて、同じく気管をふさぐ。

⑥食物が、食道へと送り込まれる。

文章にすると難しく感じられるかもしれませんが、これらの「食物を飲み込む動作」は、一瞬のうちに行われます。ですから、健常な方は寝転んだ姿勢でも、食事をすることができるのです。わかりやすくいうと、声帯は、嚥下の際に「喉頭蓋」とともに「気管をふさぐ」という大役を担っているのです。

声筋が弱ると、肺炎のリスクも高まる

「声筋が弱ると、なぜ肺炎に？」

のどと肺は離れた部位ですから、そう思われる方がいるかもしれません。ですが、前述①食事の流れを思い出していただくと、納得できるはずです。

声筋が弱ると、声帯をピッタリと閉じられなくなる

↓ 嚥下がスムーズにできなくなり、食物が食道ではなく、気管に入ってしまう（誤嚥）

↓ 食べ物などに含まれていた細菌が気管や肺で繁殖し、炎症を起こす

↓ 「誤嚥性肺炎」を発症する

このお話をすると「食事のときさえ気を付ければよいのですね」と尋ねられることがありますが、答えは「ノー」。

極端なケースになると、自分の唾液でも誤嚥を起こすことがあるからです。たとえば、**就寝中に自分の唾液が食道ではなく誤って気管に入ってしまい「溺れる」**のと同じ状態に陥るというわけです。

唾液は、消化を助けるなど、体にとってよい働きをしてくれる半面、細菌が多く含まれています。それがもし肺に入ると、肺炎の発症につながりかねません。

つまり、声筋が弱ると、肺炎のリスクが格段に高まるというわけです。

このお話をすると、多くの方が「どうしたらいいの？」と危機感を持たれます。

そこでおすすめしているのが「あーテスト」（**図8**）です。このテストでのどの調子を把握しておけば、肺炎を遠ざけることにつながります。

「ひと息で、何秒間、声を出し続けることができるか」試してみてください。

立っていても、座っていてもかまいません。リラックスして、口を閉じ、鼻からたっぷりと息を吸い、「あー」と声を出し続けてみてください。

男性なら30秒以上、女性なら20秒以上、声を出し続けられればＯＫです。

その手前でかすれたり、途切れたりする場合は、声筋に衰えやトラブルを抱えてい

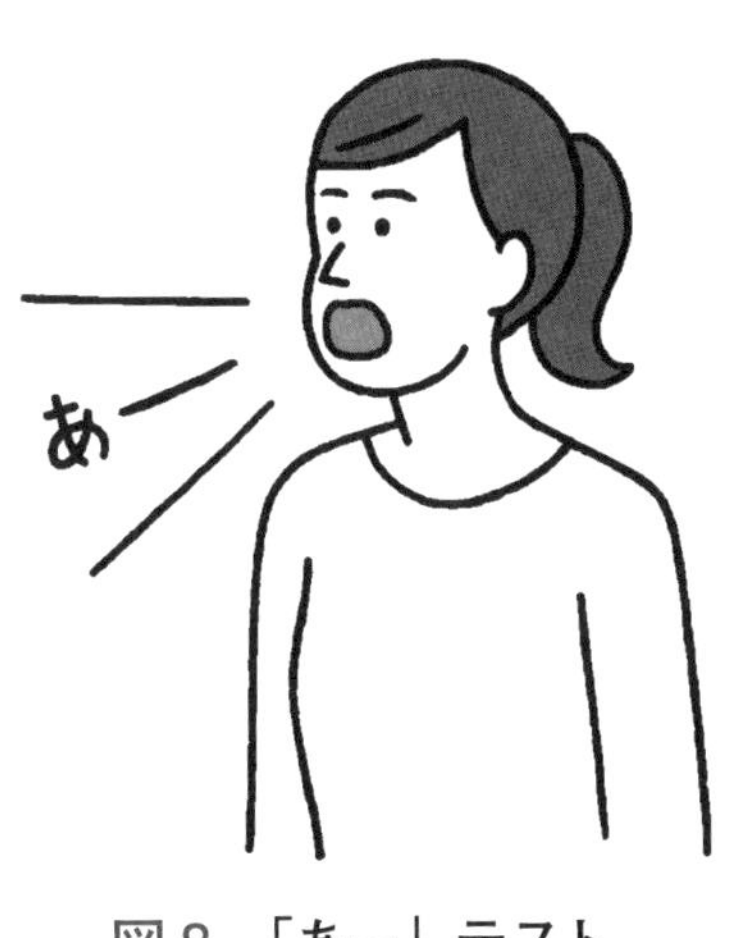

図8 「あー」テスト

る可能性が高くなります。

また、男女とも10秒間出し続けることができない場合は耳鼻咽喉科、もしくは声治療の専門医療機関の受診をおすすめします。

裏声は出ますか？

のどの状態を知っておきたいときに、もうひとつの明確な指標となるのが「裏声」のチェック（**図9**）です。

高音域で出す裏声は、声筋の衰えによって声帯がしっかり閉じなくなると、出しにくいもの。だからこそ「裏声」が、声筋の状態を把握するよいバロメーターとなってくれるのです。

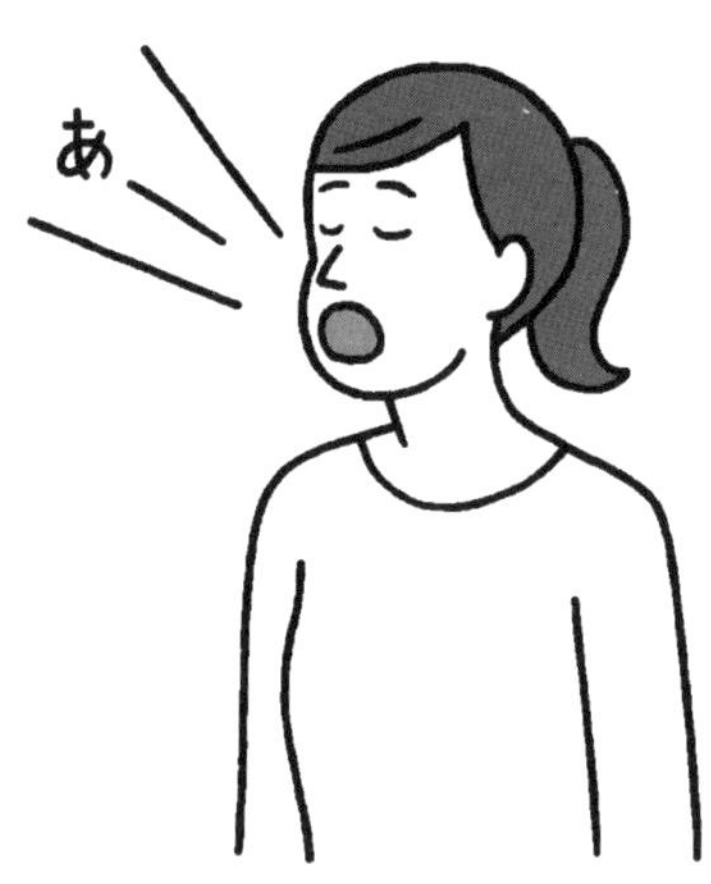

図９「裏声」チェック

前の「あーテスト」と同様の姿勢で裏声での発声を行ってみてください。「5秒間以上、裏声を出せない」という場合、声筋にトラブルが起こっているかもしれません。「裏声なんてまったく出せない」「なぜかかすれてしまう」という方は、早めの受診をおすすめします。

のど仏が落ちてきたら要注意！

当たり前の話ですが、年齢を重ねるにつれ、人の体は部位ごとにそれぞれ〝下がって〟きます。理由は明白です。筋肉が衰えて、重力にあらがえなくなるからです。

顔面しかり、腕しかり、お腹しかり、お尻しかり。

そのような加齢の変化は、自然なことともいえるでしょう。

変わったところでは「のど仏」の位置も、若い頃より下がってきます。

なぜならのど仏は、あごからいくつかの筋肉や腱で、吊るされているからです。

それらの筋肉が少しでも衰えると、のど仏もつられて落ちてしまうというわけです。

そうなると、見た目だけではなく、健康面で非常に厄介な問題が起こってきます。

じつは**のど仏とは、高い位置にあればあるほど誤嚥をしないようになっているのです。**

逆に言うと、下がれば下がるほど、誤嚥をしやすくなってしまいます。

ですから、のど仏の下垂を食い止めるためにも、声筋を鍛えることが大事になってきます。のど仏と声筋は、深く関連しているからです。

パッと見て「のど仏が落ちている」と気付いたら、声筋を鍛える適期だととらえてください。

昭和の大御所歌手がいまだにステージで歌える4つの理由

往年の歌手には、その個性的な声を保って活躍される方がいらっしゃいます。

のどの構造は、一般人とほぼ同じであるはずなのに、その方らしいハリ声が保たれているのは、一体なぜなのか。考えてみましょう。

たとえば昭和の大御所歌手として、まず思い浮かぶのは美空ひばりさんです。皆さんもよくご存じのように、長きにわたり、第一線で活躍されました。

ただ晩年に近づくにつれ、やはり「声が出ていない」と感じることはありました。

その原因は、おそらく「入院生活」でしょう。

ひばりさんはあるとき特発性大腿骨頭壊死症を発病し、一時病床にありました。

以降は、それまでのような訓練が、できなくなったのではないかと推察されます。

つまり、一世を風靡したベテラン歌手が、年齢を重ねてもステージに立てている場合。その理由は、やはり普段のケアとトレーニングにあると考えるのが自然です。

①声帯の〝鍛え方〟に気を配る
②声帯の〝使い方〟に気を配る
③体の健康やコンディションに気を配る
④食事等の生活習慣に気を配る

このような原則を、普段から徹底されているのではないでしょうか。

「歌手ってそんなに大変なの？」、そんな声も聞こえてきそうですね。

私は数多くの歌手の方々に、若い頃から伴走してきました。その経験を踏まえていうと、歌手とは「全身を鍛えて、体をまるで楽器のように共鳴させて、声を出す職業だ」と認識しています。


わかりやすく表現すると、歌手とはアスリートと〝同じ〟なのです。

その証拠に、スポーツを得意とする歌手の話をよく見聞きします。

イギリスのミュージシャン、ロッド・スチュアートは、10代の頃にプロサッカーチームのトライアウトも受けたことで知られていますし、演歌歌手の細川たかしさんは、スキーの腕前がプロ並みとして有名です。


もちろん、往年の歌手の全員が、スポーツを趣味にしているわけではないでしょう。

しかし、活動の根幹として、まず「体を鍛えている方」は、多いような気がします。

第一線で活躍し続ける歌手には、やはりそれなりの理由があります。マイクの力を借りて、口先だけで歌っているわけではないのです。

そんな歌手の生き方に、私たち一般人も可能な範囲で学びたいものです。

力を出したいときは大きく明瞭な掛け声を出そう

日常生活の中で、ちょっと力を出したいとき。

たとえば、重たいものを動かしたり、ビンのフタを開けたりするとき。

「ヨイショ！」などと掛け声を出すことは、とても有効です。

なぜなら、声を出すことで、自然に声帯が閉じるからです。

声帯がピッタリと閉じていないと、声は出ないのがその理由です。

そして、**声帯が閉じてくれるからこそ、「胸の風船」をパンパンにふくらませて上半身を支え、瞬間的な力を出せる**というわけです。

このようなメカニズムが明らかになっていない時代から、「掛け声」の大切さは広く知られていました。たとえば、おみこしの担ぎ手たちは、必ず「ワッショイ、ワッショイ！」と元気な声を出します。

「よっこいしょ」という掛け声だって、昔から知られています。

「押し黙るよりも、声を出したほうが、なぜか力を発揮できる」と、本能的にわかっていたのでしょう。昔の人たちの叡知には、脱帽します。

政治家がのどを一番大事にする理由

「年齢を重ねても、ハリ声を保っている人が多い職業」と聞いたとき、あなたはどのような職業をイメージしますか？

私は長年の経験から、「僧侶」、そして「政治家」だと思っています。

たとえば、僧侶の場合、大勢の人たちの前でお経を読み上げる必要があります。同じお経でも、大きなハリ声で読経する僧侶のほうが、ありがたみがある気がしませんか？

政治家も同様です。選挙で勝つためには、街中を遊説しなければなりません。いくらマイクの助けがあるとはいえ、大きなハリ声であるほうが有利に決まっています。また、政治家は挨拶を求められたり、乾杯の音頭を取ったりする必要もあります。フケ声にならないよう、日常から気をつけている方がほとんどです。

実際のところ、僧侶も政治家も「長生きな職業」であることがわかっています。

ある興味深いデータをご紹介しておきましょう。

福島県立医科大学の森一教授が報告された「昭和55〜57（1980〜82）年における10種の職業集団の平均死亡年齢と死因に関する調査」です。この調査は、当時の国政調査をもとに行われたものだそうですが、次のような結果が出ています。

長生きだった職業の1位は、**「僧侶」**。2位は、**「実業家」**。そして3位が**「政治家」**なのです。

この調査結果から、私たちも学びを得て、可能なところは真似をしていきたいものです。特に参考になるのは、「政治家」の生き方ではないでしょうか。

私は今まで、何人もの政治家の方ののどを診て、アドバイスをさせていただきました。皆さん、「生きていくためには、のどと声を大事にしなければ」と自覚されている点が、まず何より素晴らしいと思います。

そして予定を立て、のどを使っている点も見事です。「大事な日」を決め、それに向けて、自分ののどと声のコンディションを最高のところにまで持っていくのです。

たとえば「挨拶をするパーティーの日まであと○日」などという具合です。

「投票日の最後の2週間に声を出しきれるよう、それまでは声を温存するのだ」と教えてくれた方もいます。歌うことで生きていく「歌手」と同様に、のどを大切にされる様には偉大なプロ意識を感じます。

では、なぜ政治家が声にこだわるのか。その理由についても考えてみましょう。

じつは、声は年齢を感じさせるだけでなく、人物像の印象についても大きく左右するという事実がわかっています。

アメリカの心理学者、アルバート・メラビアンが提唱した「メラビアンの法則」によると、「人の第一印象は初対面の数秒で決定され、その情報のほとんどは「見た目」（視覚情報）から得ている（55％）のだそうです。

次に、印象を決めるのは「声」（聴覚情報）です（38％）。

一方、「話の内容」（言語情報）については、わずか7％。

つまり、話の内容よりも、「よい声で話すこと」が相手に好印象を与えられるのです。

成功している政治家は、無意識のうちに「メラビアンの法則」通りに、自分磨きを続けている。つまり、のどと声を大切にしているのかもしれません。

私たちも「政治家のように……」とまでは言いませんが、いくつになっても周囲とあたたかいコミュニケーションを取り続けることができるよう、声の重要性について今一度認識していきたいと思います。

「もう、自分はフケ声だし、人と話すのがいやだから」

そういって外出が減るにつれ、老人性のひきこもりに陥ってしまう可能性が高まります。この傾向は、特に男性に顕著です。「ひきこもり」は、思春期の子供の問題としてしばしば話題になりますが、超高齢社会の現代において、最も危惧されているのは高齢の方が家にひきこもってしまうことです。声はコミュニケーションのツールであるため、少しでも損なわれると、本人への影響が大きいのです。

人と楽しい時間を共有したい、求められる役割を果たしたい、存在を認められたいと欲する性質（集団欲求、承認欲求）を持つ私たち人間にとって、コミュニケーションエラーがしばしば起こることで、心身の健康をゆがめてしまうものです。

そうした状態はご本人にとっても、周囲の方々にとってもつらいものです。

難しいことは申しません。「話の内容」は、二の次です。

「できる限り、よい声で話し続けられる人生」を、一緒に目指していきませんか。

声筋を鍛えれば、健康寿命も延びる

「健康寿命」という言葉をご存じでしょうか？　厚生労働省の定義では、「健康上の問題で日常生活が制限されることなく生活できる期間」のことを指します。

近年、単純な「余命」を意味する「平均寿命」という言葉より、生活の自由度を基準とした「健康寿命」を延ばすほうが重要とされて、新たなものさしとなっています。

世界保健機関（ＷＨＯ）が２０１９年４月に発表した「世界保健統計２０１９」では、世界の「健康寿命」は次のような結果になっています。

・２０１６年の世界の健康寿命の平均…63・３歳

・世界トップ…シンガポール（76・2歳）
・世界ワースト…中央アフリカ共和国（44・9歳）

一方、日本に目を向けてみましょう。日本は、「平均寿命世界一」を誇りますが、「健康寿命」の平均は74・8歳、世界2位にとどまります。しかも留意いただきたいのは、**「平均寿命」と「健康寿命」の差が約10年もある**という点です。

また男女別で見てみると、女性は平均寿命と健康寿命の差が12年を超えています。

つまり、健康寿命の延伸が急務というわけです。

さらにいうと、医療においては「治療」に限らず、積極的な予防や早期発見への道を確立していくことが必要でしょう。

もちろん、個人の心構えとしても、自分の心身の健やかさを失わないよう「可能な範囲で鍛えていくのだ」という心構えが必須になってきます。

ぜひ声筋を鍛えて、しっかりと声を出し、声帯をピッタリと閉じて必要なときに踏ん張れる状態を目指してほしいと思います。

そうすれば、何もないところでつまずくことにはなりません。また、わずかな段差で転倒することだって、遠ざけられるはずです。

声筋を鍛えることはスクワットなどに匹敵する大事なトレーニングです。

もちろん、これは高齢の方に限った話ではありません。30代を超えると、声筋は衰え始めます。無理なくできるトレーニングを習慣化していきましょう。

厳しく聞こえるかもしれませんが、そもそも、**人の体とは、生物学的に見ると50年ほどで〝耐用年数〟が切れるようにできています。**日本人の平均寿命は、毎年トップ3にランクインしていますが、医療の多大な恩恵のおかげ、と言わねばなりません。わかりやすくいうと、私たち日本人は、「異常なほど長生きをしている」、そう表現してもよいでしょう。

ですから、50歳を超えたら、「耐用年数を超えた状態」であることを、重々認識すべきなのです。


変えられるところは、新しくする。

ケアできるところは、丁寧に手入れをする。

つまり人体を機械にたとえると、こまめに油を差したり、磨いたり、錆（さび）を防ぐ。

そのような対策を立て、日々励行（れいこう）して当たり前なのです。


もちろん、私自身も50代の中盤に差しかかっていますから、のどと声のケアに抜かりはありません。

また、いつでも患者さんに接することができるよう、自分の心身のマネジメントは優先して行っています。


健康寿命とは、あくまで日々の積み重ねの結果なのです。

自分の声に違和感があるなら耳鼻科へ

声のかすれ、声域の変化など、声の「耳でわかる老化」に気付くことができたときは「年を取った」と嘆くのではなく、のどをチェックするいい機会に恵まれたと、前向きにとらえていただきたいと思います。

専門的にいうと、**本人が「今まで通りの声が出ない」と感じる症状が出たら、「音声障害」という診断が下されます。** 自分の出したい声が出せなくなったときや、声を出すときに痛みなど不快な症状が伴う場合も、「音声障害」です。

「たかが声の老化に名前が付いているの?」

そう驚かれる方がいらっしゃるかもしれません。しかし、どのような程度であれ、声の異変に気付いたら、耳鼻咽喉科の診察を受けることが理想です（「風邪」など、一過性の原因があるとわかっている場合はのぞきます）。

また「むせる」「ものを飲み込みにくい」という変化が、病気のサインであることも珍しくありません。たとえば、生活習慣病の薬を常飲されている方は、「錠剤が飲み込みにくくなった」など、のどのちょっとした変化に気付きやすいかもしれません。

このような変化を、「単なる老化」「ちょっとした疲れからきた症状」などと自己診断してはいけません。やはり、すみやかな受診をおすすめします。

「音声障害」のほとんどは、「声帯が正常に振動しなくなったこと」に起因します。

診察では問診はじめ、専門的な声の検査で声の強さ、声筋の状態、息の使い方、声の高さなどを調べ、原因を突き止め、患者さんと相談しながら治療やリハビリの方針・方法を決めます。

ほかの病気と同様、早期発見、早期治療が望ましいことは言うまでもありません。多くの人がかかりやすい病気として次のようなものがあります。

◆喉頭炎

声帯粘膜の炎症です。誰にでもよく起こりやすい症状です。風邪を招くウイルスや空気の乾燥、寒さ、疲労、暴飲暴食、鼻や口の中の炎症など、全身や喉頭の抵抗力を低下させるさまざまな原因になって発症します。糖尿病や貧血、鼻や歯の炎症などから慢性化することもあります。

◆声帯結節

声の使い過ぎによって見られる症状です。わかりやすくいうと「のどのペンだこ」。声帯の前3分の1が繰り返しぶつかり合うことで分厚くなってしまうことです。変声期を迎える前の男児や、職業的に声を使う若い女性に多く見られます。

◆声帯溝症

症状は、声帯の内側に溝ができること。高齢者に多く見られる病気です。原因は、じつはまだよくわかっていません。

◆声帯ポリープ

声帯粘膜の内側の微細な血管から出血し、球状にふくらんでしまう状態です。最初は血豆のように見えますが、時間がたつと肉芽のように変化します。声の酷使や喫煙習慣などから発症します。

◆ポリープ様声帯（ラインケ浮腫）

声帯全体が浮腫状、またはポリープ状に膨張します。声の乱用や、喫煙などによって起こる、声帯粘膜の血液循環障害が原因とされています。

一方、「声が出ないこと」が大病のシグナルであることも多いもの。その代表格が大動脈瘤です。全体の約2割が「声が出ないこと」から病気が見つかっています。大動脈瘤ができると、声帯を司る反回神経が圧迫され、声帯が麻痺しやすくなるからです。

このような反回神経の障害による声帯麻痺は、肺がんなど「肺」「食道」「甲状腺」の病気、「脳」の病気、そして、それらの病気の術後にも起こりやすいものです。

一般的な健康診断では非常にわかりにくいため、のどや声に異変を感じたときには、耳鼻咽喉科の受診をおすすめしているというわけです。

さらにいうと、巻末の「医療機関一覧」（171ページ）で、年に1度はのどや耳の健康診断を受けることができればベストです。病気の早期発見、早期治療につながります。

挨拶や電話でも声筋は鍛えられる

以前取材に来てくれた40代の男性記者・Gさんから、心温まる話を聞かせてもらったことがあります。

Gさんは、遠く九州に離れて暮らすご両親に、定期的に電話をかけ、声を聞くことを自らに課しているそうです。

どんなに仕事が忙しくても、メールやラインなどではなく、なぜわざわざ電話をかけるのか。その理由を尋ねたところ、こんな答えが返ってきて驚きました。

「僕は、医療従事者でもなんでもありませんよ。でも、電話越しに親の声を聞くだけで、その体調がうかがえるんですよ。長年聞き慣れた親の声だからでしょうか」

のどの専門家からしても、Gさんの言葉には唸らされました。彼の言うとおり、人の健康は、確かに電話越しの声からでもわかります。たとえば「かすれていないか」「声域はどうか」「滑舌はどうか」……などの指標から、相手の健康状態は手に取るようにわかります（もちろん、会ったことがない方でも、だいたいのご年齢は推察できます）。それほど「声」には、さまざまな情報がのっているのです。

Gさんの話には、まだ続きがあります。定期的に親御さんと話をするうち、あるとき彼は「母親の声のかすれ」に気付いたそうです。

「お袋の声、いつもよりかすれて聞き取りにくかったけれど……。大丈夫かなぁ」

そんな一抹の不安を抱き始めてから、案の定というべきか、Gさんの母親は頻繁（ひんぱん）に

●この本をどこでお知りになりましたか?(複数回答可)

1. 書店で実物を見て　　2. 知人にすすめられて
3. テレビで観た(番組名:　　)
4. ラジオで聴いた(番組名:　　)
5. 新聞・雑誌の書評や記事(紙・誌名:　　)
6. インターネットで(具体的に:　　)
7. 新聞広告(　　新聞)　　8. その他(　　)

●購入された動機は何ですか?(複数回答可)

1. タイトルにひかれた　　2. テーマに興味をもった
3. 装丁・デザインにひかれた　　4. 広告や書評にひかれた
5. その他(　　)

●この本で特に良かったページはありますか?

[　　]

●最近気になる人や話題はありますか?

[　　]

●この本についてのご意見・ご感想をお書きください。

[　　]

以上となります。ご協力ありがとうございました。

郵便はがき

お手数ですが
切手を
お貼りください

1 5 0 - 8 4 8 2

東京都渋谷区恵比寿4-4-9
えびす大黒ビル
ワニブックス 書籍編集部

お買い求めいただいた本のタイトル

本書をお買い上げいただきまして、誠にありがとうございます。
本アンケートにお答えいただけたら幸いです。
ご返信いただいた方の中から、
抽選で毎月5名様に図書カード(1000円分)をプレゼントします。

ご住所 〒

TEL(　　-　　-　　)

(ふりがな)
お名前

ご職業

年齢　　歳

性別　男・女

いただいたご感想を、新聞広告などに匿名で
使用してもよろしいですか？ (はい・いいえ)

※ご記入いただいた「個人情報」は、許可なく他の目的で使用することはありません。
※いただいたご感想は、一部内容を改変させていただく可能性があります。

つまずき始めたのだそうです。

このエピソードは非常に示唆に富んでいます。

声筋が衰え始めると、踏ん張り力がきかなくなってくる。のどと足腰には、やはりそんな関係があるのです。

Gさんのお話はここまでです。ぜひ彼にならって、あなたも「電話」を活用していきませんか。

デジタル全盛の時代ですから、現役世代の方にとっては、電話という手段が前近代的なアナログな手段に思えるかもしれません。けれども電話は、相手の「声」から、さまざまなことを推察することができます。メールやラインでは、そうはいきません。

親御さんと遠く離れたところに暮らしている方は、この本を読み終わったらぜひ、親御さんに、ぜひ電話を一本かけてあげてください。

そして、すでに年齢を重ねた方は、電話に出ることを「トレーニング」としてとらえるようにしていきませんか。もちろん、「電話に元気よく出て話すだけで、声筋を効率よく鍛えられる」というお手軽な話ではありません。これから紹介するような訓練法も、合わせて実践していただくことが理想的です。

でも、「塵も積もれば山となる」です。携帯でも、固定でも、もしあなたに電話がかかってきたら、いつもより大きな声でハッキリ話すことを心がけてみてください。

また、対面での挨拶についても、同じことが言えます。

「挨拶なんて面倒くさい」と、いい加減な態度で相手に接するようになってきたら。それは、のどに限らず心身の老化のサインであるかもしれません。

挨拶も電話の応対も、のどを鍛えることにつながります。「自分のための訓練」ととらえて、積極的に行っていきましょう。

「電話がかかってきたら、大きな声でハッキリ話す。人に会ったら、きちんと聞こえるように挨拶する。それは社会人として、当たり前の話じゃないか」

そう感じる、若い現役世代の方もいらっしゃるかもしれませんね。

ですが、そんな行為自体、高齢者にとっては非常にハードルの高いことなんですよ。体調がすぐれなかったり、風邪をひいていたり、心配なことが少しでもあった場合、相手にハキハキ応対するなんて、至難の業になってしまいます。

もしあなたが、親御さんと大きな声で素敵なコミュニケーションを取れたときは、「元気そうだね」「いい声だね」とさりげなく褒めることも、忘れないでくださいね。

ハリ声で声筋は見違える

電話に出たり、外で挨拶をしたり。

そんな対外的なコミュニケーション以外のときでも、何かにつけてハリ声を出せるよう心がけることは重要です。少しでもハリ声を出す瞬間を増やすことは、声筋をトレーニングすることにつながります。

特に気を付けていただきたいのは、男性です。

「話し相手がいないから、1日まったくしゃべらなかった（発話ゼロ）」

つまり、のどを使うことが「ゼロ」になってしまうと、声筋はあっという間に衰えてしまいます。一旦ゼロになったものを、「1」以上に持ちなおすのは非常に困難です。「発話ゼロ」にならないよう、意識的にハリ声を出していきましょう。

専門的な話をすると「声筋だけが衰えていく」ということはありません。「声筋」が衰えると、足の踏ん張り力がなくなり、連鎖的に足腰が弱っていくことになってしまいます。

つまり、「発話ゼロ」が、全身の老化を一気に招くスイッチとなりかねないのです。そういった意味では、ご近所で噂話に興じる女性たちの「井戸端会議」のほうが、健康のためにはよほど有益、ということになります。

また**ハリ声で話すときは、腹筋や背筋を自然に使います。**ですから、意識的にハリのある声を出すことは、ジムでトレーニングをしているのと類似の健康効果が期待できるのです。「運動なんて、とてもできない」という方は、せめてハリ声で元気よく話すことを日課にしてみましょう。

［3章］

のどの柔軟性をアップさせる ハリ声ストレッチ

「ながら」でツヤ声を手に入れる

のどの柔軟性を上げてくれる12のトレーニング法をご紹介します。いずれも続けやすく、手軽なトレーニング法ですが、音声治療の現場に採用されているエビデンス（科学的根拠）に基づいた方法です。家事や散歩の合間などに気分転換を兼ねて「ながら」で気軽に行ってください。

【声帯のストレッチ体操】

・ニャーオ法（**図10**）

「何かあったら、力が入る。けれども普段は、緊張しすぎにニュートラルで

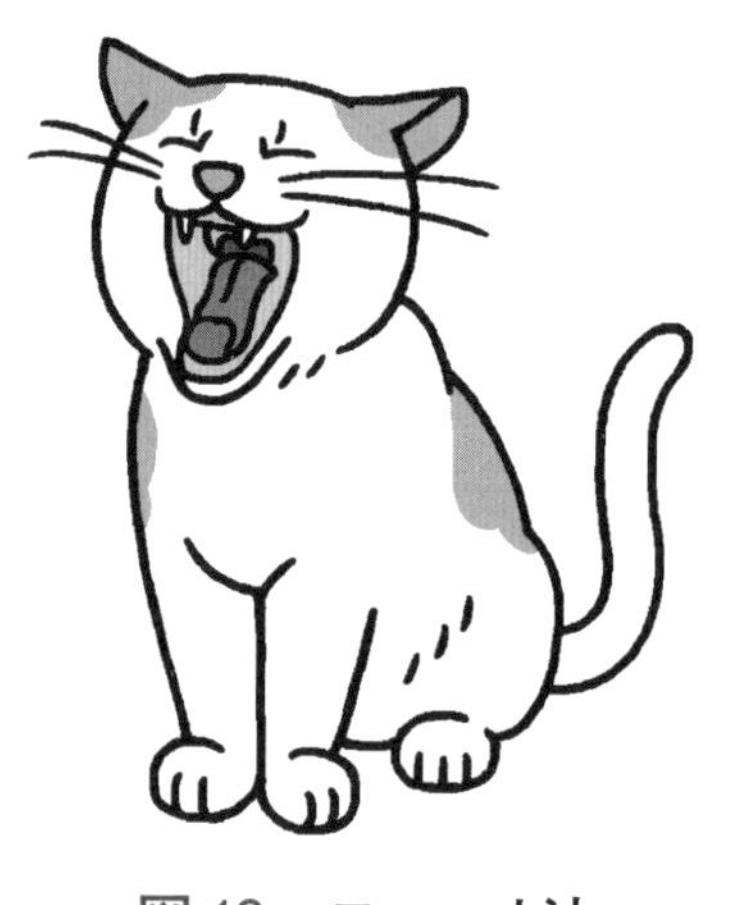

図10　ニャーオ法

いる」

これが、のどの理想の状態です。このニャーオ法はのどの力をうまく抜き、リラックスした状態に導いてくれます。その名の通り、「猫のあくび」がお手本。あくびをすることで、喉頭を開き、声帯の緊張がゆるみます。

指が縦に2本入るくらい、口を大きく開けてください。そして舌を後ろに下げ、できるだけ深く、長く息を吸い込みましょう。要は「口を大きく開けて、あくびをするだけ」。恥ずかしがらずに行うのが、ポイントです。

・ハミング法（図11）

のどの手術後、最初に取り組むリハビリ法としても注目されている「ハミング法」。「ハミングによって、傷を癒

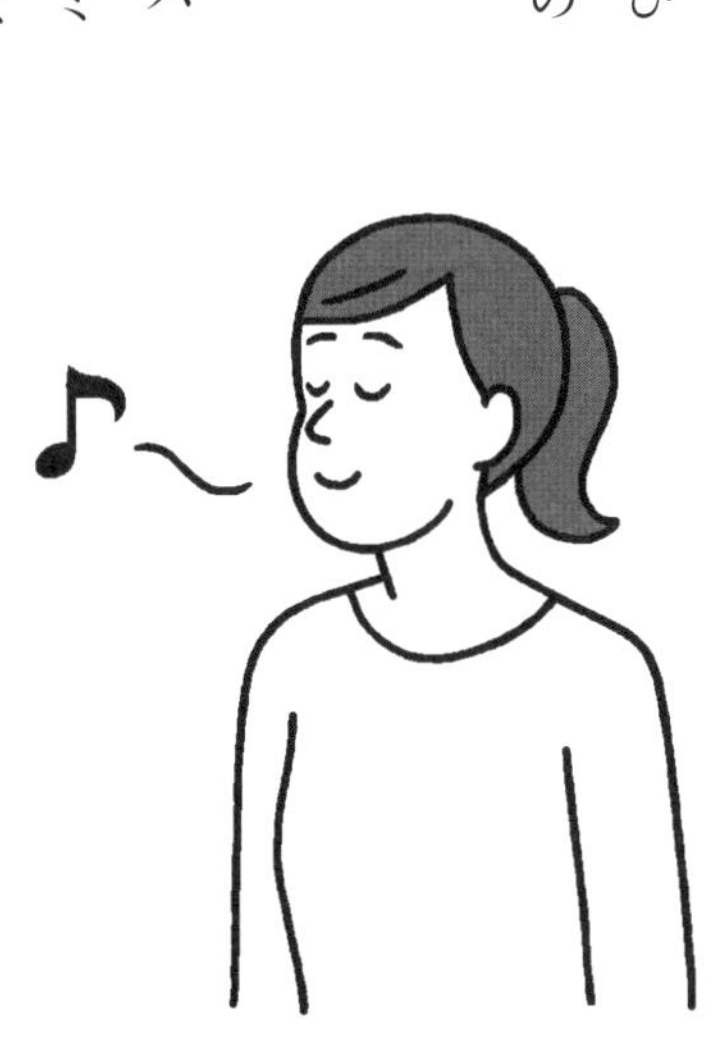

図11　ハミング法

す物質が分泌される」という説もあり、医療の現場でも重用されています。私たちも、ハミングを暮らしにうまく取り入れていきましょう。

とはいえ、大声を出す必要はありません。目の前の子供に聞かせる程度の音量で十分です。ポイントは「童謡など、メロディーを覚えているやさしい曲を選ぶこと」。また「普段と比べてどうか」という指標にするため、常に同じ曲を歌うようにしてみてください。「今日はサビの部分の高音が出せなかった」「疲れて2番が歌えなくなった」など、変化に気付くことができれば理想的です。

「大声を出すことを控える」など声を安静にしても調子が戻らない場合、耳鼻咽喉科の受診をおすすめします。

口を閉じ、鼻(鼻梁)に声を軽く響かせる発声法で、いわゆる〝鼻歌〟を歌います。

【上半身をほぐす10のストレッチ体操】

ハリ声を出すためのベースとして、全身がリラックスした状態であることは重要です。特に大切なのは、**首や肩、肩甲骨周辺の筋肉のしなやかさ。**これらの筋肉が緊張したりこわばったりしていると、のびやかな声は出にくくなります。慢性的なこりを感じている方は、固い鎧を脱ぐような意識で、こまめにストレッチを行ってください。

・胸のストレッチ（図12）

日常的な家事から、デスクワーク、さらにはスマートフォンの操作まで。

私たちは両手で作業を行うため、どうしても前傾気味になり、胸郭（きょうかく）を閉じてしまいがちです。そのような姿勢は、肩や首、背中にこりを招きます。意識的に胸を広げたいものです。

胸の前で手を合わせ、てのひらが正面を向くまで後ろに徐々に広げます。

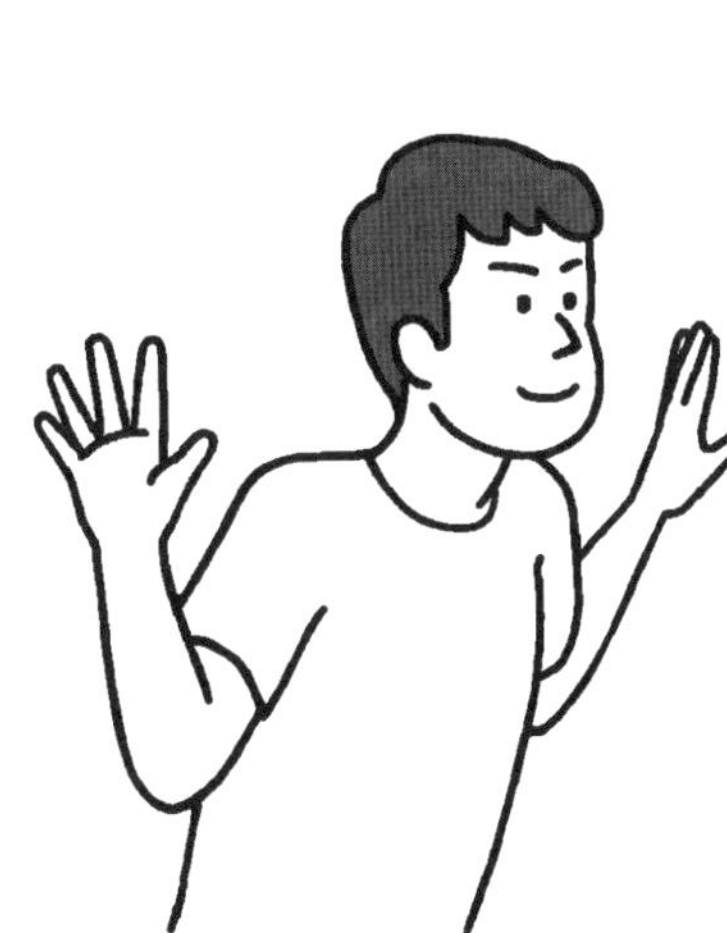

図12　胸のストレッチ

すると、胸郭は自然に開きます。「鎖骨を前に突き出していく」「左右の肩甲骨をキュッと中心に寄せていく」と、イメージすると行いやすくなります。

・肩ストレッチ（図13）

両肩を耳につくくらいまで上げていきます。「これ以上は上がらない」というところまできたら、力を一気に抜き、両肩をストンと落とします（※2〜3回繰り返します）。

・首ストレッチ（図14）

片方の手で頭の上を持ち、手の方向

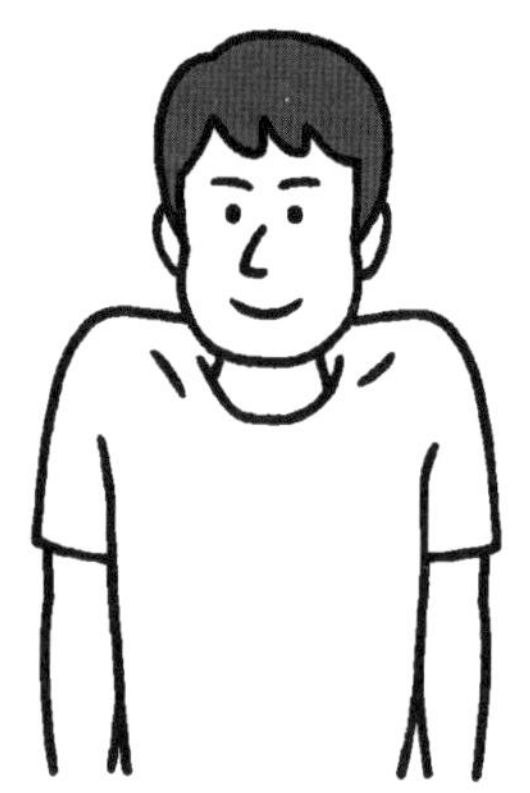

図13　肩ストレッチ

図14　首ストレッチ

に頭を倒して、反対側の首を気持ちよく伸ばします（※持ち手を変えて、逆も行います）。

・首マッサージ（図15）

両手を後ろに回し、首をつかみます。首の付け根から肩にかけて、両手でゆっくりともみほぐします。

・おでこプッシュ（図16）

おでこを押すことで、のど仏の周囲の筋肉「喉頭挙上筋群」を鍛えることができます。「たったそれだけで」と思われるかもしれませんが、体操を毎日

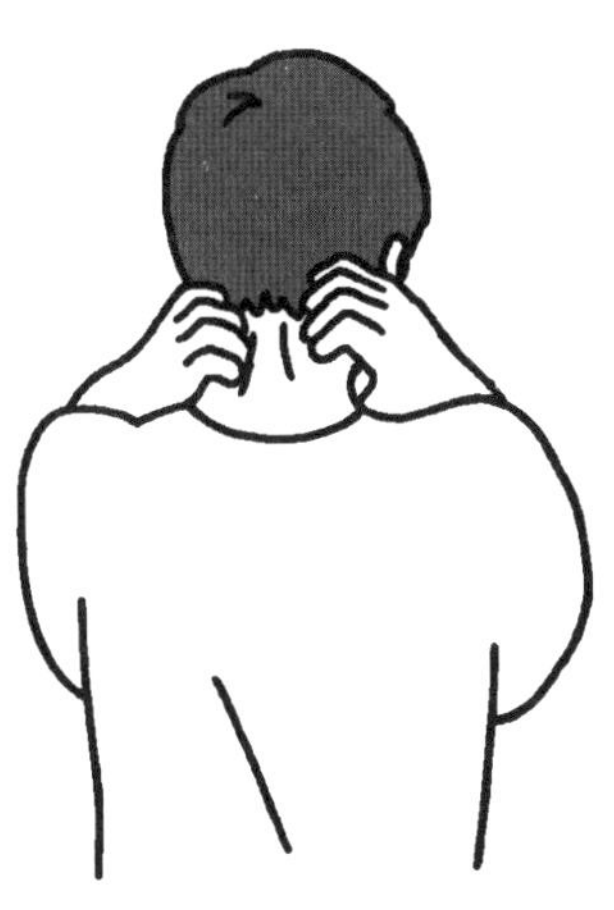

図15　首マッサージ

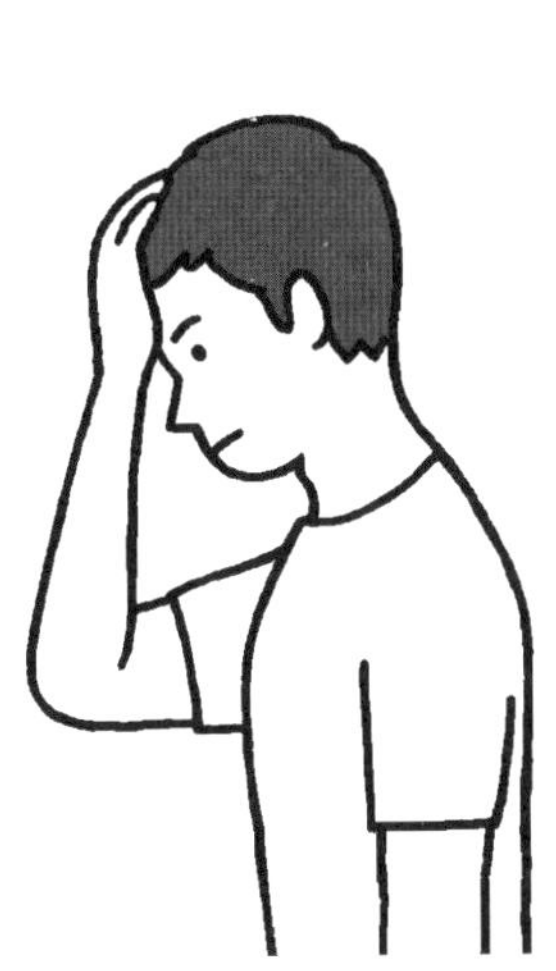

図16　おでこプッシュ

続けることで声筋は確実に強くなっていきます。

おでこに手（下半分）を当て、押し合いっこをします。頭はへそを見るように、力を下方向に入れます。手はおでこを押し戻すように、力を上方向に入れます。「声筋の周りにグッと力を込めること」を意識できれば最高です。

・アゴほぐしA（図17）

手のひらを頬骨に押し当て、下アゴにかけゆっくりと下げていきます。アゴの力を抜いて、口がひとりでに開くようにします。ため息をつくように「あー」とやさしく発声します。

・アゴほぐしB（図18）

片方の手の親指と人差し指でVの字

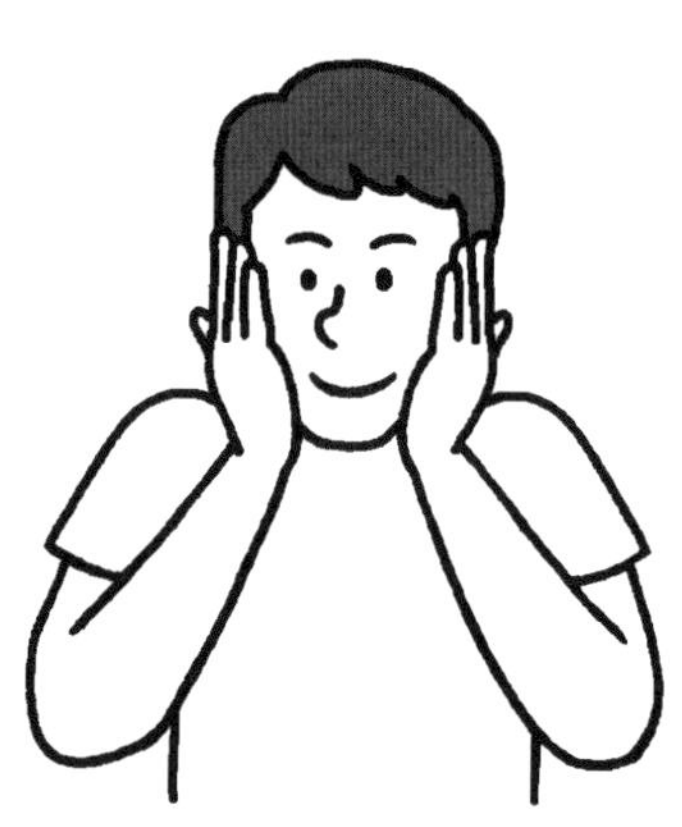

図17　アゴほぐしA

をつくり、下アゴに当てて、上下に動かします。下アゴが自由に動くよう力を抜きます。そして、ため息をつくように「あー」とやさしく発声します。

・くちびるほぐし（図19）

寒くて手が冷え、硬くなっている状態で、ピアノを演奏するのは難しいこと。それと同じ理屈で、声を出す前にはくちびるの緊張を解いておくことが重要です。

■上下のくちびるを軽く閉じ、できるだけ速く振動させて音を出します（口唇トリル）。

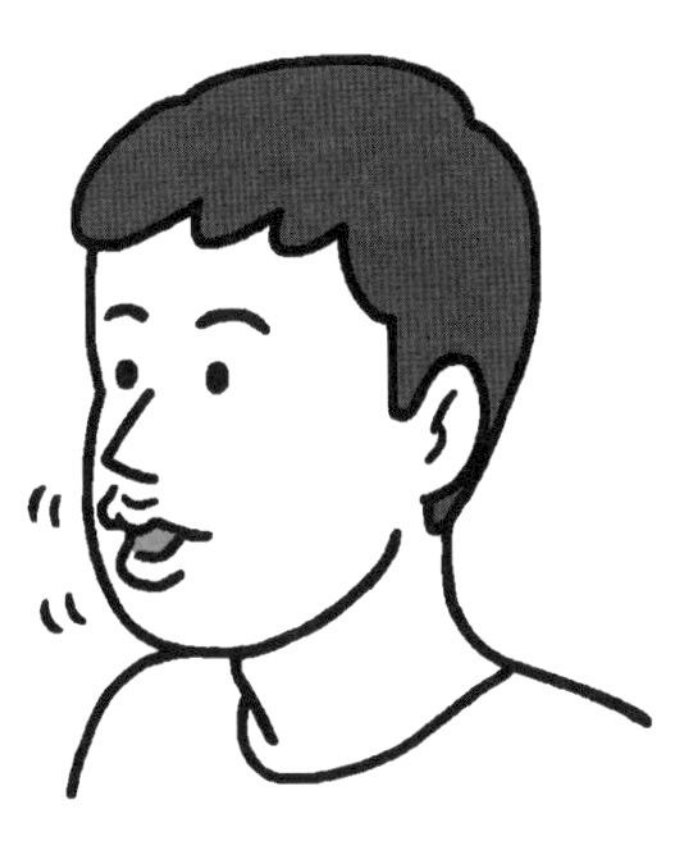

図19　くちびるほぐし

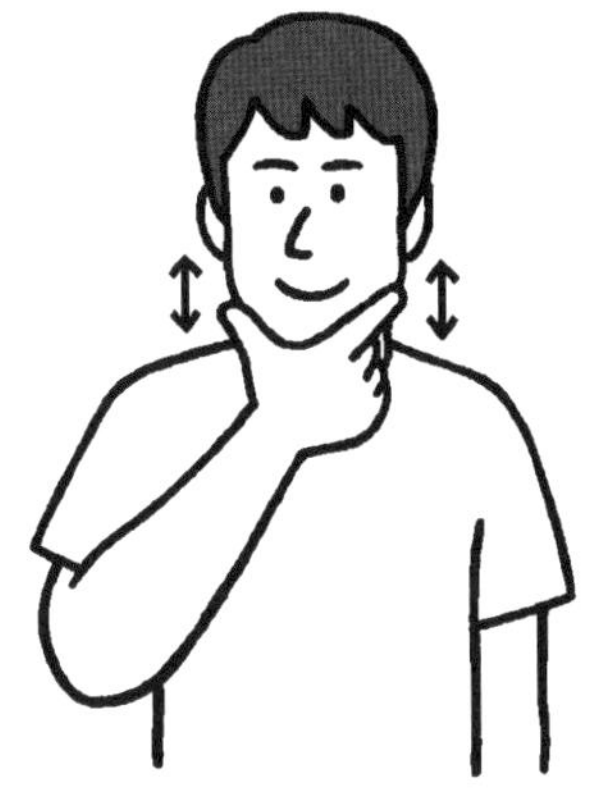

図18　アゴほぐしB

難しい場合は、やわらかく「パ」の無声音を繰り返してください。

・**舌ストレッチA（図20）**

「舌が硬いと声筋も硬い」という関係があります。舌もやわらかくしておきましょう。舌は筋肉の塊で骨がないため、ストレッチを行えば行うほど効果が期待できます。「舌も発声器官の大事な一部」と認識して、無駄な力をうまく抜いておきましょう。

■上の前歯の後ろに軽く舌先をつけ、巻き舌で「r」音を出す「トリル」を行います。

トリルによって舌がほぐれます。難しい場合は、上の前歯の後ろに舌先をつけたまま、力まないで「ラ」の音を

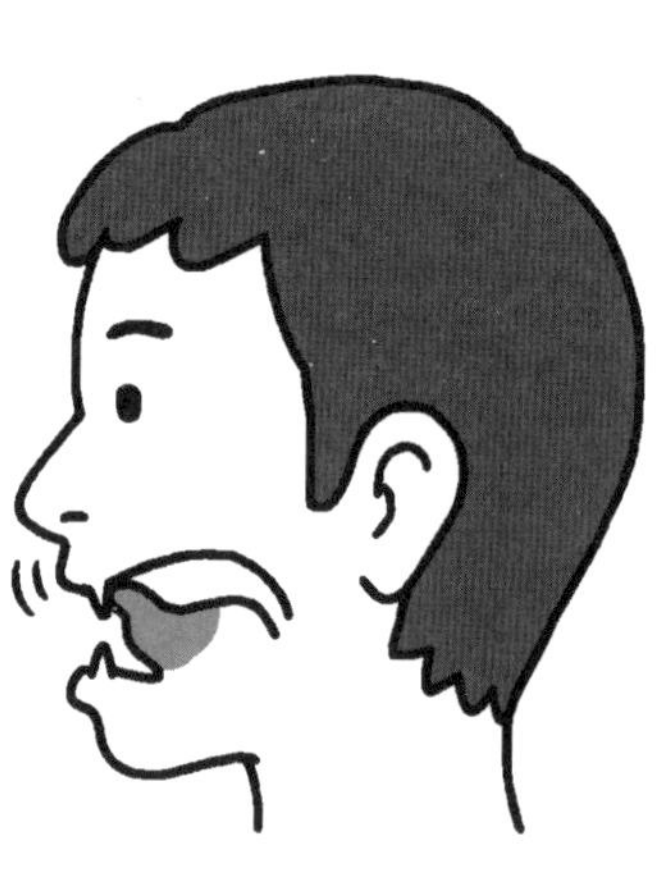

図20　舌ストレッチA

繰り返してください。

・舌ストレッチB（図21）

■後ろ手を組み、腕をなるべく高く引っ張り上げます。同時に口を開け「舌を出したり引っ込めたり」という動きを繰り返します。舌を出すとき、ため息をつくように「あー」とやさしく発声します。

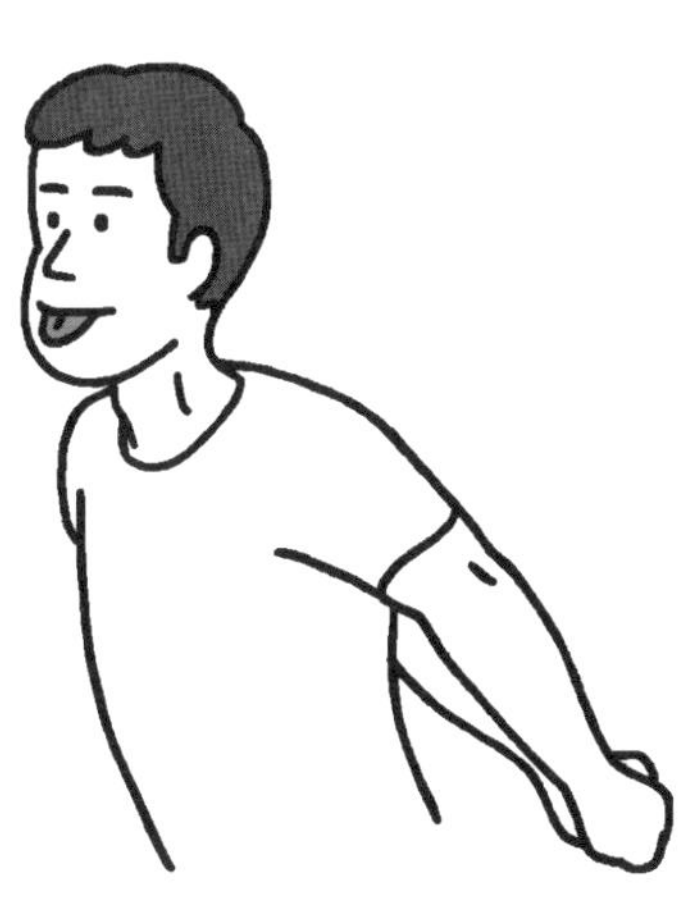

図21　舌ストレッチB

［4章］

のどがみるみるよみがえる

最高の「声筋トレ」

「改善可能な部分」に筋トレで働きかける

ここから、のどを鍛える筋トレの具体的な方法をご紹介していきます。

初めに、「そもそもなぜ声筋トレが必要なのか」というところから、おさらいをしつつお話ししていきましょう。

人間の体は、誰でも老化をしていきます。「まったく老化しないようにすること」は不可能ですが、老化が進行するスピードを遅らせることは、訓練次第で誰にでも可能です。

特に、筋肉の老化防止については訓練が有効です。骨などを鍛えることは難しいもの。ですが、筋肉なら努力次第で老化を遅らせたり、よみがえらせたりできるという事実は、大いに希望が持てるところでしょう。

声筋も、その名の通り、〝筋肉〟です。積極的にアプローチをしていきましょう。

ひとつ理解しておいてほしいことがあります。

加齢による声筋の変化については、大きくふたつに分けられるという事実です。

①年齢を重ねることでホルモン分泌が変わり引き起こされる声筋の変化
↓改善不可能、元に戻らない（不可逆的）
②長年の疲労による、声筋の変化
↓改善可能、元に戻る（可逆的）

①のホルモン分泌の結果、起こる変化については、残念ながら対策の立てようがありません。けれども②の疲労によって起こる変化については、努力次第で回復させることができるのです。

とはいえ、このふたつの変化にはっきりとした境目は存在しません。ですから、②の改善可能な部分に働きかけるトレーニングやケアは、決して無駄にはなりません。

ずっと続けていただくことで、必ずプラスの影響をもたらしてくれます。

私たちは、老いから逃れることはできません。

けれども**「改善可能な部分に、できる限りアプローチする」**という姿勢が重要です。

治療の最前線にいる医師として、患者さんたちから日々教えられること。

それは、リハビリなどの現場で医療者の提案を信頼し、適切に続けられた方ほど、目覚ましい結果を得られているという事実です。ご自身が予想していた以上にのどの状態が回復したり、医療者の想定をはるかに上回る結果を得られたりすることが多いのです。

もちろん、頑張りすぎは禁物です。無理せず「いい塩梅（加減）」でトレーニングを楽しんでいきたいものです。では一体どうすれば「改善可能な部分」に、効率よく働きかけることができるのか、考えてみましょう。

ひとつ目は、無理なダイエットは避けるという原則です。

年齢を経てからの急激なダイエットには、健康面の危険がつきまといます。

全身の健康のため、体重をほどよく適正に保つことは重要です。中高年の方なら、メタボリックシンドロームなど生活習慣病予防のために主治医からダイエットをすすめられている方も多いことでしょう。

けれども、体重減少だけにとらわれると、筋肉量の減少につながりかねません。

急に体重が減ると、脂肪よりも先に筋肉からやせてしまうので、声筋（声帯）も連動してやせていきます。声筋がやせすぎると、筋量が減り、力を出すことが余計に難しくなってしまいます。「やせること」よりもむしろ、栄養をよく摂ること、体を動かすこと、筋肉を落とさないことを心に留めて、長期計画で行いましょう。**筋肉量が少なすぎると、筋トレどころではなくなってしまいます。**

ふたつ目は、普段からよい姿勢でいることです。筋トレさえ頑張っていれば、平素の姿勢は乱れていてもいい……なんてことはありません。**姿勢の崩れは声筋の衰えど**

ころか、万病のもと。筋トレを行う大前提として、普段の姿勢を正していきましょう。

よく言われることですが、よい姿勢とは、正面から見たときに両肩の高さが左右均等で、体の正中線と垂直に交差している状態です。

また、悪い姿勢の代表格は、猫背です。猫背になると、胸郭もせばまってしまい、よい呼吸がしにくくなります。胸を張ることを心がけてください。

これらのルールは、座っているときにも、立っているときにも当てはまります。

さあ、いよいよ「声筋トレーニング」実践編のスタートです！

※「血圧が高い」など循環器疾患がある方は、主治医と相談して行ってください。

・風呂カラオケ（図22）

湯船につかり、リラックスした状態で歌う。これは最高に楽しい筋トレになります。

そもそも風呂場は湿気が多い空間ですから、これほど声筋にとって理想的な環境はありません。コツは、歌詞を覚えている曲を、繰り返し歌うことです。

「ここの歌詞、いつも忘れてしまうんだよなぁ」という曲だと、歌詞を追うことに必死になり、のどの調子に気を配る余裕も失われてしまいます。ですから、歌詞を完全に覚えている曲を選んでください。

同じ曲を繰り返し歌うことにも意味があります。「今日は、一番高いキーを出せなかった」などと、声の変化に気付きやすくなるからです。

私のおすすめは**「昭和時代にレコード大賞を受賞した曲」**を歌うことです。

たとえば、**美空ひばりさんの曲は、音域が幅広いため、のどの筋トレに最適**です。湯船の中で誰にも遠慮せず、こぶしを思いっきり回してください。

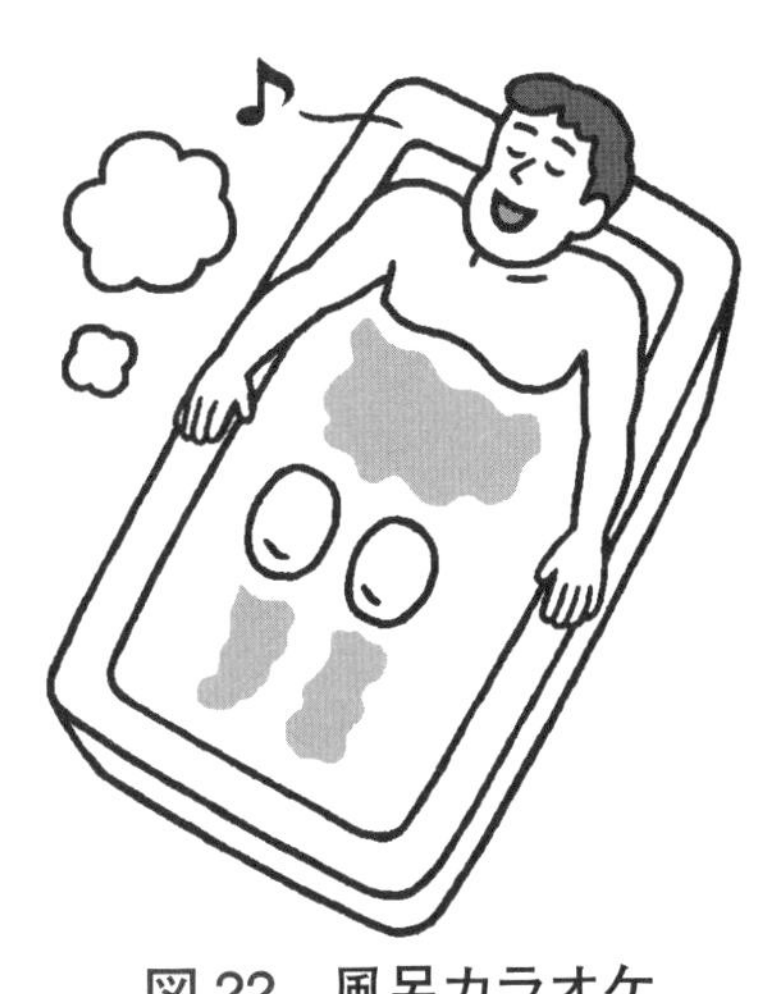

図22　風呂カラオケ

日本レコード大賞歴代受賞曲一覧

回	年	曲名	歌手名
第１回	昭和34年	黒い花びら	水原　弘
第２回	昭和35年	誰よりも君を愛す	松尾和子とマヒナスターズ
第３回	昭和36年	君恋し	フランク永井
第４回	昭和37年	いつでも夢を	橋　幸夫＆吉永小百合
第５回	昭和38年	こんにちは赤ちゃん	梓みちよ
第６回	昭和39年	愛と死を見つめて	青山和子
第７回	昭和40年	柔	美空ひばり
第８回	昭和41年	霧氷	橋 幸夫
第９回	昭和42年	ブルー・シャトウ	ジャッキー吉川とブルー・コメッツ
第10回	昭和43年	天使の誘惑	黛 ジュン
第11回	昭和44年	いいじゃないの幸せならば	佐良直美
第12回	昭和45年	今日でお別れ	菅原洋一
第13回	昭和46年	また逢う日まで	尾崎紀世彦
第14回	昭和47年	喝采	ちあきなおみ
第15回	昭和48年	夜空	五木ひろし
第16回	昭和49年	襟裳岬	森　進一
第17回	昭和50年	シクラメンのかほり	布施　明
第18回	昭和51年	北の宿から	都はるみ
第19回	昭和52年	勝手にしやがれ	沢田研二
第20回	昭和53年	ＵＦＯ	ピンク・レディー
第21回	昭和54年	魅せられて	ジュディ・オング
第22回	昭和55年	雨の慕情	八代亜紀
第23回	昭和56年	ルビーの指輪	寺尾　聰
第24回	昭和57年	北酒場	細川たかし
第25回	昭和58年	矢切の渡し	細川たかし
第26回	昭和59年	長良川艶歌	五木ひろし
第27回	昭和60年	ミ・アモーレ	中森明菜
第28回	昭和61年	ＤＥＳＩＲＥ	中森明菜
第29回	昭和62年	愚か者	近藤真彦
第30回	昭和63年	パラダイス銀河	光ＧＥＮＪＩ

・の↗の↘発声法（図23）

発声学的にいうと「N音」が付く音は、鼻に抜けるため、非常によいとされています。また、**「小さい声↓大きな声↓小さな声」**と、ひと息で声量を変えることは、声筋を伸縮させる優れた筋トレになります。

右の2点を融合させたのが、「の↗の↘発声法」です。

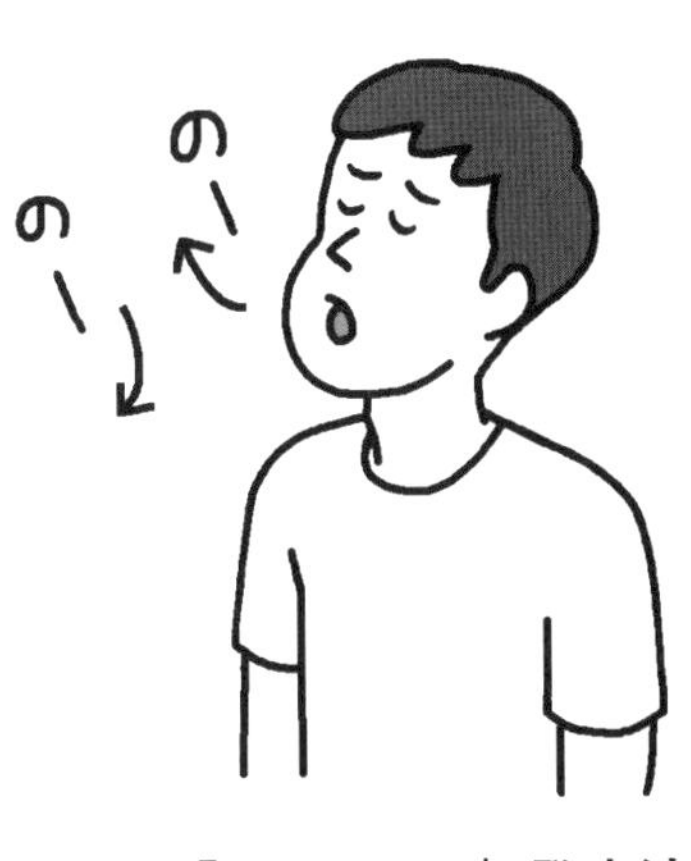

図23 「の↗の↘」発声法

この方法は、呼吸も姿勢も整う包括的なエクササイズで、どのようなのどの状態の方にでも、安心しておすすめできるものです。「血圧の乱れが整う」と指摘する専門家もいるほどです。道具不要、いつでもどこでも手軽に行えるのも魅力です。

欲を言うと、巻末に挙げた医療機関やのどのプロに数か月に一度、定期的に確認してもらい「できているかどうか」フィードバックをもらえれば最高です。

①口を小さくすぼめて、声が共鳴する部分を開くようイメージします。

②「のー」を低音から高音まで、鼻に抜けるように発声します **（途中で地声から裏声に切り替えてください）**。

③「のー」を高音から徐々に低くしていきます **（途中で裏声から地声に切り替えてください）**。

10回を1セットとして、1日3セットを2～3時間以上、間隔をあけて行います（慣れるまでは1日1～2セットでもOK。続けることが大事です）。

途中で音声が途切れないようにしましょう。特に「地声」と「裏声」の変換点は、難しいもの。最高音では音声が出ないことがあっても、内筋（声帯）は伸びているので、そのまま続けてください。

肺活量を増やすことが目的ではないので、発声している時間を延ばす必要はありません。声筋の筋力が増えるにつれ、発声時間は自然に長くなります。

・ストロー発声法（図24）

「の↗の↘発声法」よりは簡単なので、高齢の方にも推奨したいエクササイズです。口の中の圧を高めて腹圧をかけ、声帯の緊張をゆるめることを目指します。

あるテレビ番組で行った実験で、「声に悩みがある3人の女性」に2週間、この筋トレを続けてもらったことがあります。結果、全員が以前より長く声が出せるようになり、出せる声の幅が広がったことが科学的に証明できました。

人の発声について500以上の論文を発表している、「歌う物理学者」インゴ・R・ティッツェ（アイオワ大学財団特別名誉教授）も、この「ストロー発声法」の有用性について、太鼓判を

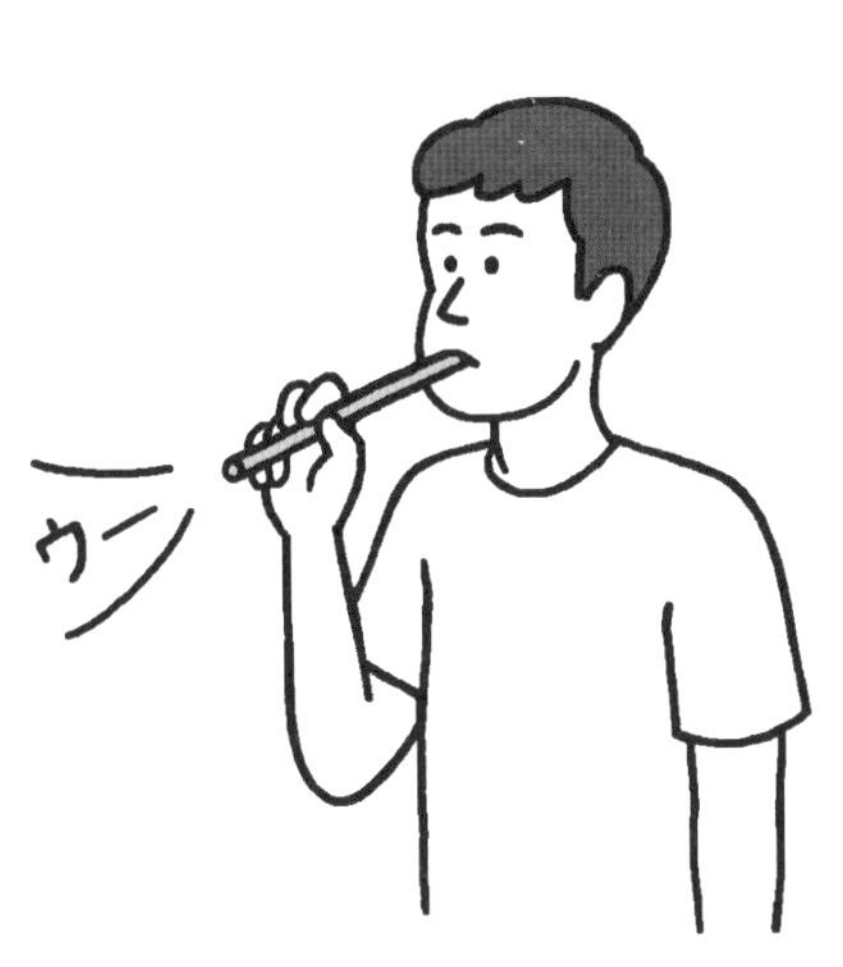

図24　ストロー発声法

押していますす（ただし血圧が高い人は控えてください）。

①ストローをくわえ、「ウー」と5秒間以上、声を出します。

②①ができたら、ストローをくわえ、「の↗の↘発声法」の要領で、「ウー」を低音から高音まで、鼻に抜けるように発声し、続けて高音から徐々に低くしていきます。

ストローは軽くくわえて、嚙まないようにします。

①ができるようになるまでは、①だけ練習してください。

②ができるようになったら1日50回、2週間続けましょう。習慣化が大事です。

ストローは細ければ細いほど効果があるとされています。でも細くなるほど難しい。

「太めのストロー」から、始めてみてください。

【応用編】

ストローの先端を、水を入れたグラスにつけ、右の動きを行ってください。

最初は、水の量を少なめにして、浅いところで「ウー」。

慣れたら水の量を多めにして、深いところで「ウー」。

（水の量が少なめで、水圧がかからないほうが楽にできます）

声楽家のような「ラー」というきれいな声が出せるようになると、ベストです。

・ねいねいカラオケ

前にもお話しした通り、発声学的にいうと「N音」がつく音は、鼻に抜けるため、非常によいとされています。

そこで**「自分がそらんじているメロディーに歌詞をつけず『ねいねい』という音を乗せて歌う」**というのが、この「ねいねいカラオケ」です。

要は「N音」の子音に、「え」「い」という母音の組み合わせが、のどを鍛えてくれる最強コンビなのです。さしずめ「のどの力みすぎを防ぐストレッチ」といえます。

ただし、歌を選ぶときは、低音から高音まで、音域のなるべく広い曲を選ぶようにしましょう。最近の日本のポップスは、音域が狭いので不適です。大御所が歌う演歌などがおすすめです（118ページの曲名リストも参考にしてください）。

・**「エイ!」プッシング法**（**図25**）

「声帯がやせている、弱っている」という方に、ぜひおすすめしたい筋トレ法です。

（のどが正常な方、強い方には推奨しません）

腕に力を入れ、発声をすることで、声帯が閉じる力の強化を狙います。

いざというときに声をしっかり出せるよう〝瞬発力〟を鍛えるトレーニングです。

声筋の緊張を高めるので、一度に長時間やるのではなく、短い時間で約5回行うのが効果的です。

また、のどが十分にうるおっている状態で行えるよう、入浴時に実践するとベストです。

入浴時以外の場合、トレーニング前後に水分補給をし、1度のトレーニングの上限は5回として、次回まで最低2～3時間は空けましょう。

①胸の前で手を合わせ、両手を押し合いながら（＝プッシュしながら）「A（エィー）」と発声します。

②続けて、同様に両手を押し合うタイミングで「B（ビィー）」と発声します。

③さらに両手を押し合うタイミングで「C（シィー）」と発声します。

※①～③を5回繰り返します。

※「A、B、C」の発声は、力を出しやすい音「イ」と「エ」を含む発声です。

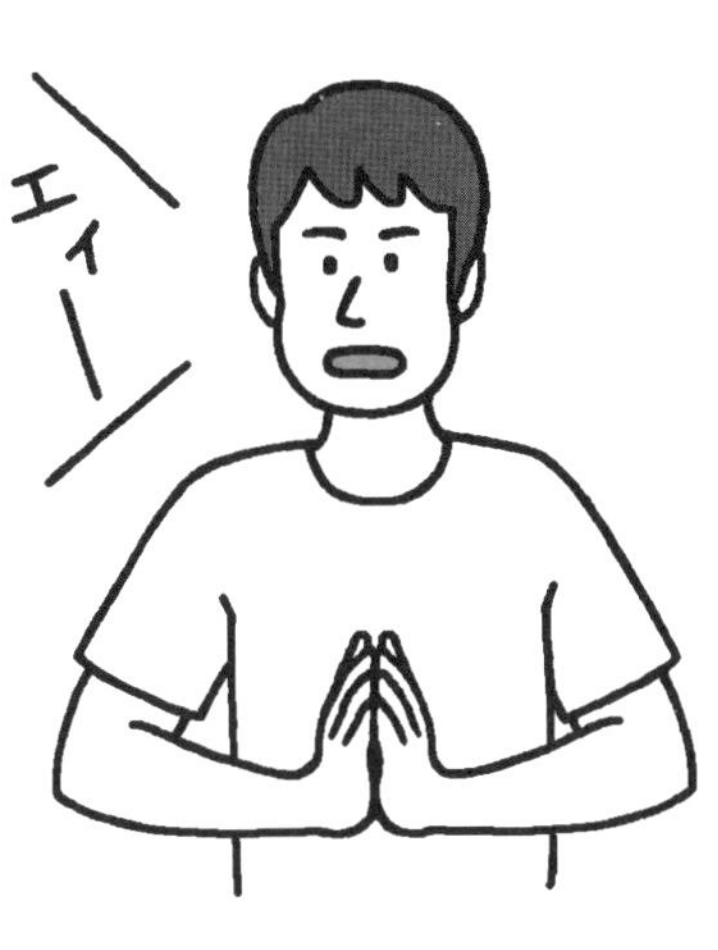

図25 「エイ！」プッシング法

・風船ふくらまし（図26）

プロのスポーツ選手の間で「風船をふくらましながら、さまざまなトレーニングをする」という方法が流行しているそうです。

スポーツ選手でなくても、**風船をラクにふくらませることができるレベルの肺活量は、保ちたいもの。**そうすれば、いくつになっても、呼吸や嚥下をスムーズに行えることでしょう。

平素から、楽しみながら風船をふくらませることを趣味にしてしまいましょう。

風船は、100円ショップなどで入手できます。

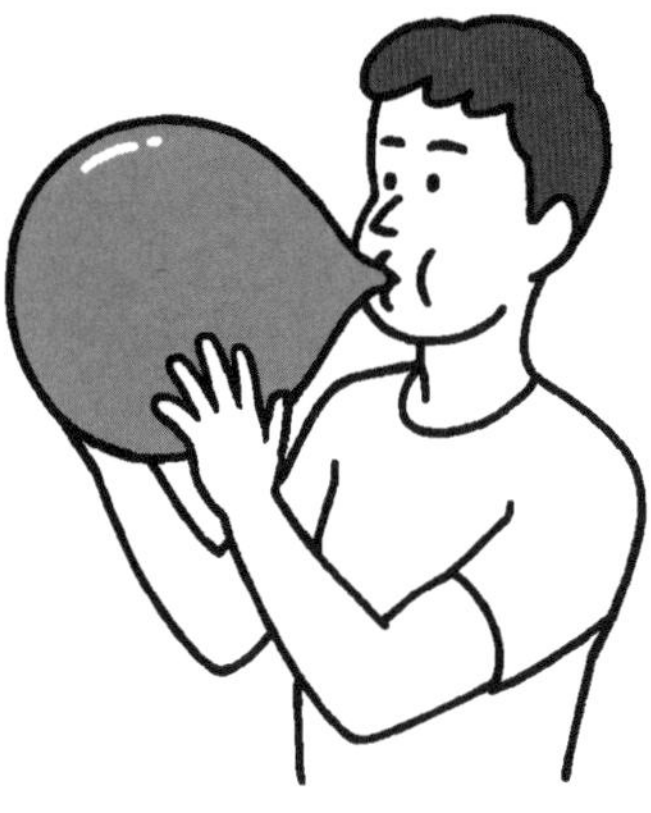

図26　風船ふくらまし

・息止め

「息を止める」「息をこらえる」

これらの動作を意識的に行うことで、声筋は効率よく鍛えられます。

また、**呼吸に深く関係している胸の「横隔膜」にも、働きかけることができます。**

「息を止めるだけでいいの？」と不思議に思われるかもしれません。でも、このような原理は「呼吸リハビリ」という分野でも有効とされ、採用されています。

何秒こらえることができるか、測りながら行い、記録をしてみてください。

自分の平均値を把握しておきましょう。10～15秒程度止めることができるようになりましょう。

・寝転がっての腹式呼吸（図27）

口呼吸はのどへの悪影響ばかり。のどを乾燥させ、呼吸を浅くさせてしまいます。新鮮な酸素を十分に吸い込むためにも、「鼻呼吸＋腹式呼吸」を徹底しましょう。とはいえ、慣れていないと「腹式呼吸ができているか」わかりにくいもの。そこで、おすすめしたいのが、寝転んだ姿勢で「お腹にものを置いて、腹式呼吸を行うこと」です。

鉄アレイなどある程度重いものをお腹に置き、それが上下に動いているか、確認しながら呼吸を行ってみてください。

まず**横隔膜と体幹を意識したら、鼻から息を吸い、体幹の中にたっぷり酸素を取り込んで、ゆっくり鼻または口から息を吐いていきます。**

このとき体幹の力は一気に抜かず、徐々にゆるめていくようイメージしてください。

鏡などを活用してもかまいません。お腹に置いたものが上下に動いていれば、腹式呼吸ができている証拠です。

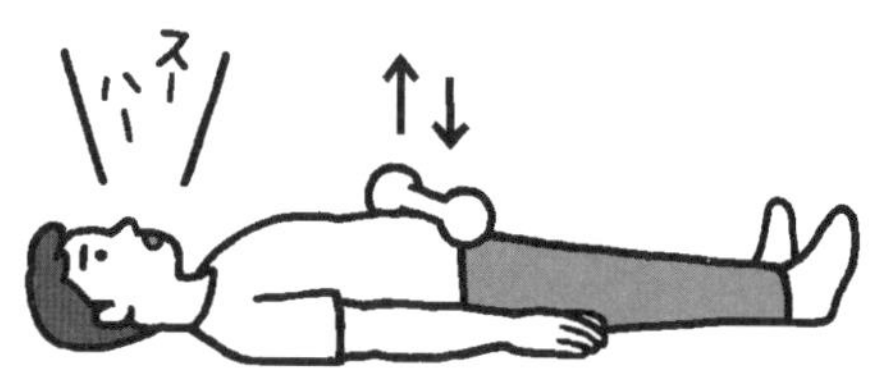

図 27　寝転がっての腹式呼吸

［5章］

のどのために気を付けたい生活習慣Q&A

Q 電子タバコを含む喫煙習慣は、続けてもいいですか？

A 言語道断！ 喉頭がんのリスクも大、すぐ禁煙を！

「のどの筋肉を鍛えよう」と思ったら、大前提としてタバコはやめてください。

タバコを吸うと、肺に負担がかかり、肺気腫の発症リスクが高まります。肺気腫になると、肺がつぶれて小さくなります。つまり、声を出す際のガソリンタンク的な存在である肺が小さくなると、発声しにくくなってしまいます。

「電子タバコならいいでしょう？」という質問もよくいただきます。紙タイプのタバコと異なりタールがないため、「マシ」に思えるのかもしれません。しかし、電子タバコを吸うと、その水蒸気に含まれる熱で、のどに負担がかかります。**「電子タバコの常用で低温やけどの状態になり、発がんするリスクがある」**と指摘する専門家もいます。電子タバコも、紙のタバコ同様、推奨できません。

脅すわけではありませんが、喫煙習慣が喉頭がんの原因だと明らかになっています。喫煙者は「非喫煙者の32倍、咽頭がんになりやすい」とも言われています。

「とはいえ、タバコとの縁がなかなか切れなくて……」という方は、近くの禁煙外来を訪れてみてはいかがでしょう。「ただちに禁煙を始めたいと思っている」「禁煙治療を受けることを文書で同意している」等の条件を満たせば、健康保険を使って禁煙治療を受けられますよ。タバコの害は喫煙者本人のみならず、周囲にいる人にまで及びます。身近な人の健康を守るためにも、禁煙を強くおすすめします。

Q 熱い食べ物、辛(から)い食べ物が大好きなのですが、食べても大丈夫?

A どちらものどを刺激するので、おすすめできません。ほかのグルメを楽しんで!

「熱いもの」を習慣的に食べたり飲んだりする人は、食道がんになりやすいとされています。

たとえば「茶粥など、熱いものを積極的に食べる地域には、食道がんが多い」、そんなデータも存在します。「熱いからこそおいしい」というお気持ちはわかりますが、明らかな因果関係が指摘されているのですから、なるべくは控えることをおすすめします。

また「辛いもの」についても、よく考えていただきたいと思います。のどは「粘膜」で覆われたデリケートな器官です。

「のどに辛いものを送り込むこと」は「目の中にタバスコを入れること」と同じくらい、ハードなことなのです。

のどは繊細ですから、ちょっとの刺激物に触れるだけで腫れ上がることもあります。たとえば「トウガラシの粉がまぶされたおせんべいを食べ、むせ込み、声が出なくなった」。そんな経験を持つ方はいませんか。辛いものには、要注意です。

Q のどのためには、お酒はよくない？ 飲み会は？

A アルコール度数の高いお酒や、お店の環境には気を付けて！

「アルコール」は、「たんぱく質を硬くさせる」という力を持っています。たとえば、ウオッカのようなアルコール度数の高いお酒に、生卵をポンと入れると、固まってしまうのです。それと同じ原理で、アルコール度数の高いお酒がのどを通ると、のどの**粘膜が硬くなります。**それが、俗に「酒焼け」と呼ばれる状態です。のどに負担をかけずにお酒を楽しみたいなら、アルコール度数の低いものをおすすめします。

さらに気を配ってほしいのは、飲食店など外で飲むときです。喫煙できる環境だったり、騒々しくてつい大声を出してしまったり、つまみとして辛いものを食べてしまったり……。知らず知らずのうちに、のどに負担をかけているのです。

楽しい雰囲気に流されず、のどを思いやる余裕を忘れないでくださいね。

Q 炭酸飲料は、のどにいい影響がありますか？

A 少量ならリフレッシュ効果あり、むしろ飲みすぎにご注意を。

炭酸水を飲むと、シュワシュワの泡で口の中がさっぱりスッキリ。気持ちがいいものです。とはいえ、「過ぎたるは及ばざるがごとし」。飲みすぎはよくありません。重篤な病気を引き起こす危険性もあります。

たとえば、食前酒としてシャンパンなどの発泡性のお酒を飲む習慣があります。お酒に含まれる炭酸が胃を刺激し、ふくらませることで「食べる準備」ができるからです。ただ、飲みすぎるとゲップが出たりします。また、**胃酸が分泌されすぎて逆流すること**も。**それが「逆流性食道炎」**です。逆流性食道炎は、日本人の5人に1人がかかっていると言われるほど身近な病気です。胃や胸に不快感が起こるだけでなく、のどもやけ、声がかすれてしまいます。このような炭酸飲料の弊害も心に留めてください。

Q 職場で、つい咳払いをしたくなるのですが、やめたほうがいい？

A 健康な人なら、咳払いは有害なだけ。誤嚥性肺炎の方なら、積極的にどうぞ。

咳払いについての考え方は2種類あります。健康な人と、「誤嚥性肺炎の患者さん」（既往歴のある人）の2種類です。

まず健康な人の場合、習慣的な咳払いは「百害あって一利なし」です。咳払いをするときに、実際にたんがからんでいることは少ないもの。また、咳払いによってたんが切れることは、実際はありません。**咳払いとは、声帯を強くこすり合わせる現象で、体にとってのメリットは何もありません。**もし咳払いをしたくなったら、次の方法を試してみてください。

❶「ごくん」と嚥下反射を起こして唾液を飲む。

❷水を飲んでいがらっぽさを解消する。

❸鼻呼吸を徹底する。

❹のどの保湿を心がける（マスクを着用する、加湿器やのどスチームを利用する）

一方、誤嚥性肺炎の患者さんには、積極的な咳払いを推奨します。

誤嚥性肺炎とは、食べたものが気管、肺に誤って入ることで引き起こされる肺炎のことです。高齢の方の場合、食事中に「誤って飲み込んだこと」が自覚できなくなります。つまり、体が異物の侵入に気付くことができず、むせることがないのです。

ですから積極的に咳払いをすること（＝むせること）で、誤って肺に入りかけている食物を、外に吐き戻してほしいのです。それは命を救うことですから、「行儀の悪いこと」「マナー違反」では決してありません。

Q 体を締め付けるタイトなファッションが好みなのですが……。

A 胸からお腹にかけての過度な締め付けは、おすすめできません。

医学的な見方をすると、体をきつく締め続ける装いは、決しておすすめできません。気分が悪くなったり、乗り物に乗っている場合は酔ってしまったり、トラブルに見舞われかねないからです。特に留意してほしいのが「和装」です。お着物で帯を締めると、どうしても腹部を圧迫します。さらに、体を締め付けた状態で食事をとると、ダメージは増大。胃や胸にムカムカと不快感が起こりかねません。胃酸が逆流するリスクも高まります。そうなると、胃酸でのどがやけて、声がかすれてしまいます。このような逆流性食道炎を防ぐためにも、体は締め付けすぎないでください。

Q のどあめは、のどの状態を瞬時に改善してくれますか？

A 糖分過多が心配です。むしろおすすめは、ガムやタブレット型の清涼菓子です。

心理的な支えとしてののどあめは確かに有効かもしれませんが、医学的に見ると効果は限定的になることが多いです。糖分によってのどが粘り、たんが絡むという欠点もあります。**ミント風味の清涼菓子や、キシリトール配合のガムなどのほうがおすすめです**（いずれも糖分が含まれないことが条件です）。もしくは、**耳鼻咽喉科でトローチを配合してもらうのも手です。**

Q 「うがい」は、やっぱりのどにいいのでしょうか？

A もちろんです、年間を通して毎日励行してください。

のどのうるおい、そして全身の健康を保つために、ぜひうがいを習慣化してください。風邪やインフルエンザが流行する季節に限らず、また帰宅時だけに限らず、こまめなうがい習慣をおすすめします。

- 「ブクブクうがい」……水を口に含み、ブクブクして吐き出す。
- 「ガラガラうがい」……水を口に含み、上を向いて、のどの奥でガラガラして吐き出す。

（※高齢の方など「ガラガラうがい」が難しい場合、「ブクブクうがい」だけでOK）

Q うがい薬は必要ですか？

A いいえ。塩を加えたり、緑茶や紅茶を活用したりで、十分です。

市販のうがい薬ももちろん有効ではありますが、手元にそれがなくてものどはケアできます。

市販薬の一部は殺菌力が強いため、声帯の粘膜に対する刺激も強くなる傾向があります。特に殺菌が必要と思われるときに、用法用量を守って利用されるのがいいと思います。普段は、きれいな水道水でのうがいを推奨します。さらにツヤ声を保ちたいという場合は、**「塩をひとつまみ加える」**という方法がおすすめです。塩には、粘膜を引き締める作用があります。また殺菌効果を高めたいときは、**カテキンに富んだ緑茶や紅茶**でうがいするとよいでしょう（出がらしのものでＯＫ）。

Ｑ 早口言葉は、のどを鍛えることに役立ちますか？

Ａ いいえ。早口言葉は、のどではなく、舌を鍛えることにつながります。

早口言葉がうまく言えるかどうかは、主に舌の働きに関係します。ですから、アナウンサーのように「滑舌よくしゃべりたい人」なら、早口言葉のトレーニングは必須でしょう。「転倒を予防したい」「声筋を鍛えたい」という人にとっては、さして関係がありません。なぜなら「早口言葉」とは、あくまで「話す」という行為であり、自分自身の全声域のあくまで「3分の1」しか使わないからです。声筋を鍛えるには、歌うことなどで「全声域」を鍛えるほうがおすすめです。

［6章］

のどを守る10大ケア術

1 常時マスクを付ける

ここからは、すぐに取り入れられる、のどのケア法について具体的にご提案していきます。トップバッターは、「マスク」。もうおなじみのグッズですね。

マスクの利点は、加湿器などの大がかりな装置がなくても、自分自身の呼吸でのどを潤せること。年間を通して、外出の際には、マスクを携行することをおすすめします。また**手製の濡れマスクは、加湿効果が一層高まります。**作り方は超簡単。「不織布のマスク2枚の間に、水で濡らして軽く絞ったガーゼをはさむ」だけです。お好みでアロマを加えると、よりリフレッシュできます。

2 加湿器で理想的な湿度をキープする

エアコンが効いた空間やホテルなどに長時間滞在する場合、のどは乾燥にさらされます。強力な助っ人は「加湿器」です。特に秋、冬は常用をおすすめします。**理想的な湿度は40～60％。**長く過ごす場所には湿度計を設置し、チェックしたいものです。

また加湿器は、インフルエンザの感染リスクを低減してくれます。湿度が60％以上の空間ではウイルスが水分を含んで重くなり、床のほうに沈んでくれるからです。

何より、加湿された空間はのどに心地よいもの。私も長年加湿器を愛用しています。

3 有酸素運動を心がける

ウォーキングなどの有酸素運動を適切に行うと、健康を維持できます。全身が健やかになると、のども正常に保たれます。可能であれば有酸素運動の習慣化をおすすめします。楽しい気持ちで、好きな歌を口ずさみながら、歩いてみてください。

気をつけてほしいのは、過酷な環境での有酸素運動です。たとえば**「冬の寒い朝、起き抜けにいきなり有酸素運動をする」というのは、絶対にやめてください。**

血圧トラブルはじめ、脳溢血その他重篤な症状を引き起こす危険があります。

4 食事は姿勢を整えて

食事は姿勢をよくして食べましょう。特に、心配なのは誤嚥性肺炎の方（既往歴のある方）のケース。命に関わるので要注意です。気管に食べたものが入らないように、上半身を床となるべく垂直にして食事をとることが大切です。

椅子に座って食事をとる場合は、背もたれのある椅子を選び、頭をどちらかというと前傾気味にするのが正しい姿勢です。

ベッドで食事をとる場合は、リクライニング機能で上半身を起こし、頭の後ろに小さいクッションなどをはさみ、頭をやはり前傾にした姿勢をとるのがよいでしょう。

5 アゴを引き気味でよく噛んで食べる

食事中のとき、姿勢に次いで重要なのは「アゴを引き気味にすること」です。アゴを引き気味にする、つまり頭を「軽くお辞儀するときの角度」にすると、のどが自動的に狭くなり、気管よりも食道に食べたものが流れ込みやすくなり、誤嚥を防げます。

6 乾燥を防ぐ鼻呼吸のススメ

のどの大敵は、乾燥です。のどが乾燥すると、弾性ややわらかさも失われ、うまく機能できなくなってしまいます。じつは「口呼吸」ものどを乾燥させる一つの原因です。

口はもともと、呼吸をする器官ではありません。消化を担う「消化器」ですから、口呼吸を続けると、余計な仕事を強いることになり、多くの健康被害を招きかねません。声を出すとき以外、基本的に口は閉じること。そして「鼻から吸って鼻から吐く」鼻呼吸を心がけてください。

鼻呼吸には多くのメリットがあります。鼻の中には鼻水が出ているので、吸気をうるおしてくれます。また、鼻の穴の粘膜に生えている微細な線毛と粘液層が細菌やウイルスなどをとらえ、体内へのそれ以上の侵入を防いでくれます。また、吸い込んだ空気を温めてもくれます。

7 「梅干し」「酢昆布」で唾液をキープ

口の乾燥を防いでくれる唾液。その分泌を適度に促すために活躍してくれる「おやつ食材」があります。昔ながらの「梅干し」（種抜きでも可）、そして「酢昆布」です。名前を聞くだけで、唾液が湧いてくるのを感じませんか。塩分にだけ気を付ければこれらは、誤飲のリスクが低く、コンビニなどでも手軽に安価で入手できる超優良食材です。

8 水分摂取はこまめに

これまで見てきたケア術に加え、忘れてはならないのが水分補給です。できれば毎日1・5ℓ分の水分補給を励行します（食事からとる水分量も含みます）。水分は一度にたくさんとると、「8割が尿になる」そうです。だから、少量ずつ補給するスタイルが正解。その場合「8割が体に残る」とされています。

水分の選び方も大事です。糖分やカフェインが多く含まれる飲み物は、のどへの負担になります。推奨できるのは、水、ほうじ茶、麦茶。もしくは手製の「ツヤ声ドリンク」です。

「ツヤ声ドリンク」の作り方は極めて簡単です。市販の経口補水液（スポーツドリンク）を同量の水で割るだけ。つまり、経口補水液を2倍に薄めるだけで完成です。もしくは「水1ℓ」「砂糖20g」「塩1・5g」を合わせてかき混ぜるだけでもOK。

のどにもお財布にもやさしいので、毎日ぜひ続けてください。

9 音読する

大人向けの音読用のテキスト本を書店でよく見かけます。私も、大人の音読には大賛成です。認知症予防など、さまざまな効果が期待できるからです。

もちろん、のどを守ることにも、音読は貢献してくれます。

年齢を重ねると「声筋を使わなさすぎること」は、かえってよくありません。声筋を怠けさせ、その役目や仕事の仕方を忘れさせてしまうからです。適度な仕事を毎日与えるという意味で、音読の習慣化をおすすめします。**専用のテキストではなく、身近にある新聞や書籍を音読するだけでも、立派なのどケアにつながります。**

10 よく笑う

大きな声で、よく笑うことは、日常生活の中でのどをケアすることにつながります。具体的にいうと、**「ワハハハ」「アハハハ」など「ア段」で笑うこと**がおすすめです。ア段で笑うと（アの母音を含む音で笑うと）、自然と口を大きく開くことになり、おのずと腹式呼吸に切り替わるからです。つまり、リラックスした状態で、しっかり発声できていることになります。また笑うことが増えると、気持ちは明るく前向きになり、体の免疫機能もアップします。悪いものを排出するデトックス効果も高まります。

［スペシャル対談］

はじめよう〝声筋〟革命！ 知って得するのどと健康寿命の深い関係

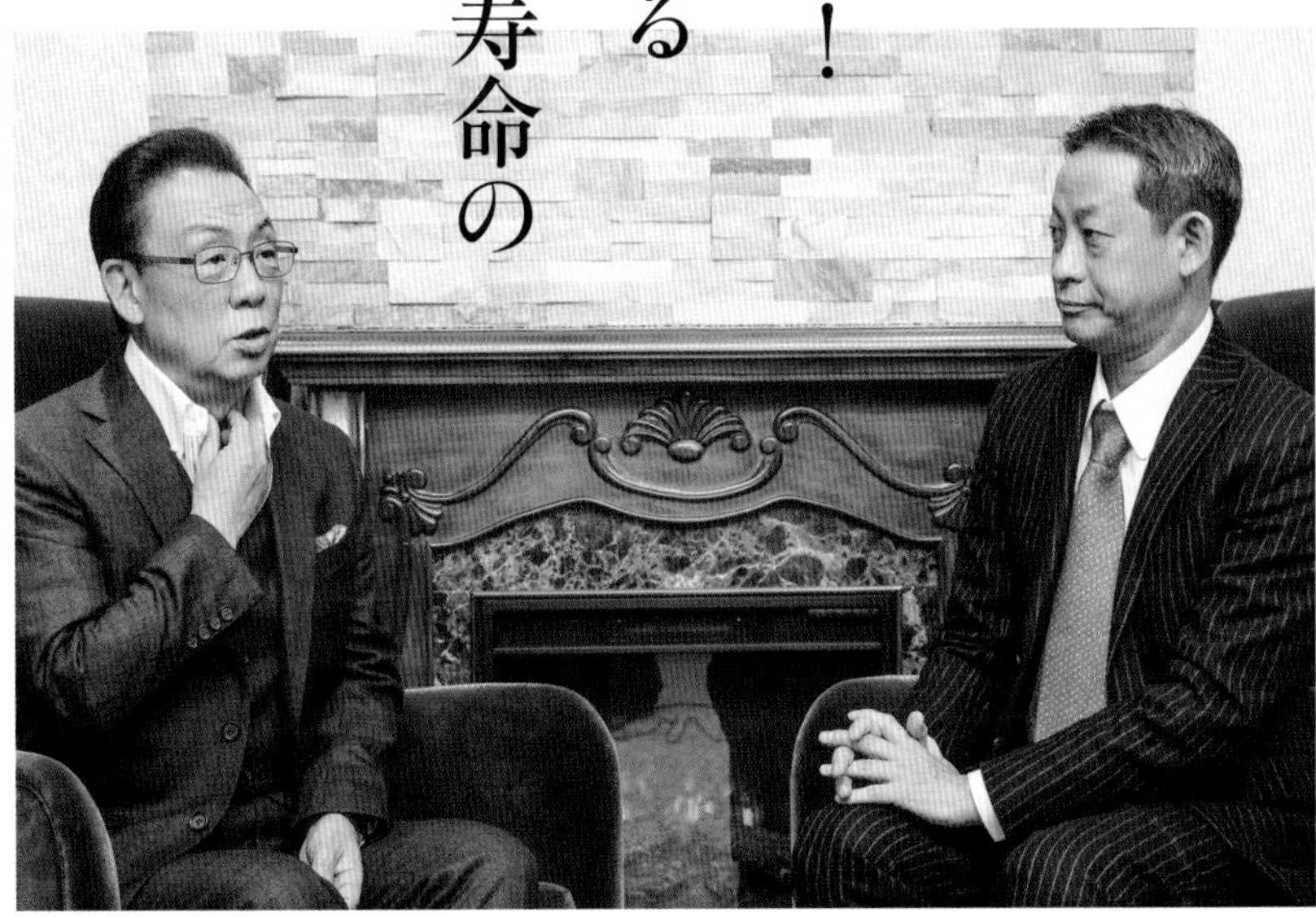

梅沢富美男
役者

渡邊雄介
医師

69歳の現在に至るまで舞台に立ち続け、
大勢のお客さんたちを魅了してきた梅沢富美男さん。
座長を務める「梅沢劇団」では毎年数本の公演を全国で行い、
天才的な演技、派手なアクションシーン、
変わらぬ美声を披露しています。
「その活力の秘密は〝鍛え上げられたのど〟にある……？」
著者の渡邊雄介医師が、
梅沢さんに〝ズバッ！〟と斬り込みます。

——梅沢富美男さんは69歳の現在に至るまで舞台に立ち続け、大勢のお客さんたちを魅了してこられました。座長を務める「梅沢劇団」では、今でも年間数本の公演を全国で行い、天才的な演技、派手なアクションシーン、変わらぬ美声を披露しています。

「その活力の秘密は〝鍛え上げられたのど〟にある……?」

著者の渡邊雄介医師が、梅沢さんにズバッと斬り込みます。

渡邊　お久しぶりです。その後、のどの調子はお変わりないですか？　テレビで拝見する限り「今日も、よく通るお声でお元気そうだ」と、安心していますが……。

梅沢　ありがとうございます。先生に初めてのどを診ていただいたのが、8年前。あれから、特にトラブルはないんですよ。

——2012年のある日。「朝、目が覚めると、突然声が出ない」ことに気付いた梅沢さんは、友人・瀬川瑛子さんの「名医がいるから」というすすめで山王病院の渡邊医師を急きょ訪ね、診察を受けます。声が出なくなった理由は「長年の疲労」。点滴と飲み薬の投与で、のどは快復。翌日に声はもとに戻りました。

渡邊　梅沢さんののどを診たとき、僕はとても感心したんです。だって、翌日には快復されたでしょう？　超一流のご両親から教わったのどの鍛え方があるのですか？

梅沢　たしかに、声の大切さについては幼い頃から、みっちりたたき込まれました。体調不良で声をやられた役者は、えらく怒られたものです。「よく通る美声」は、プロ意識の賜物ですからね。だから渡邊先生

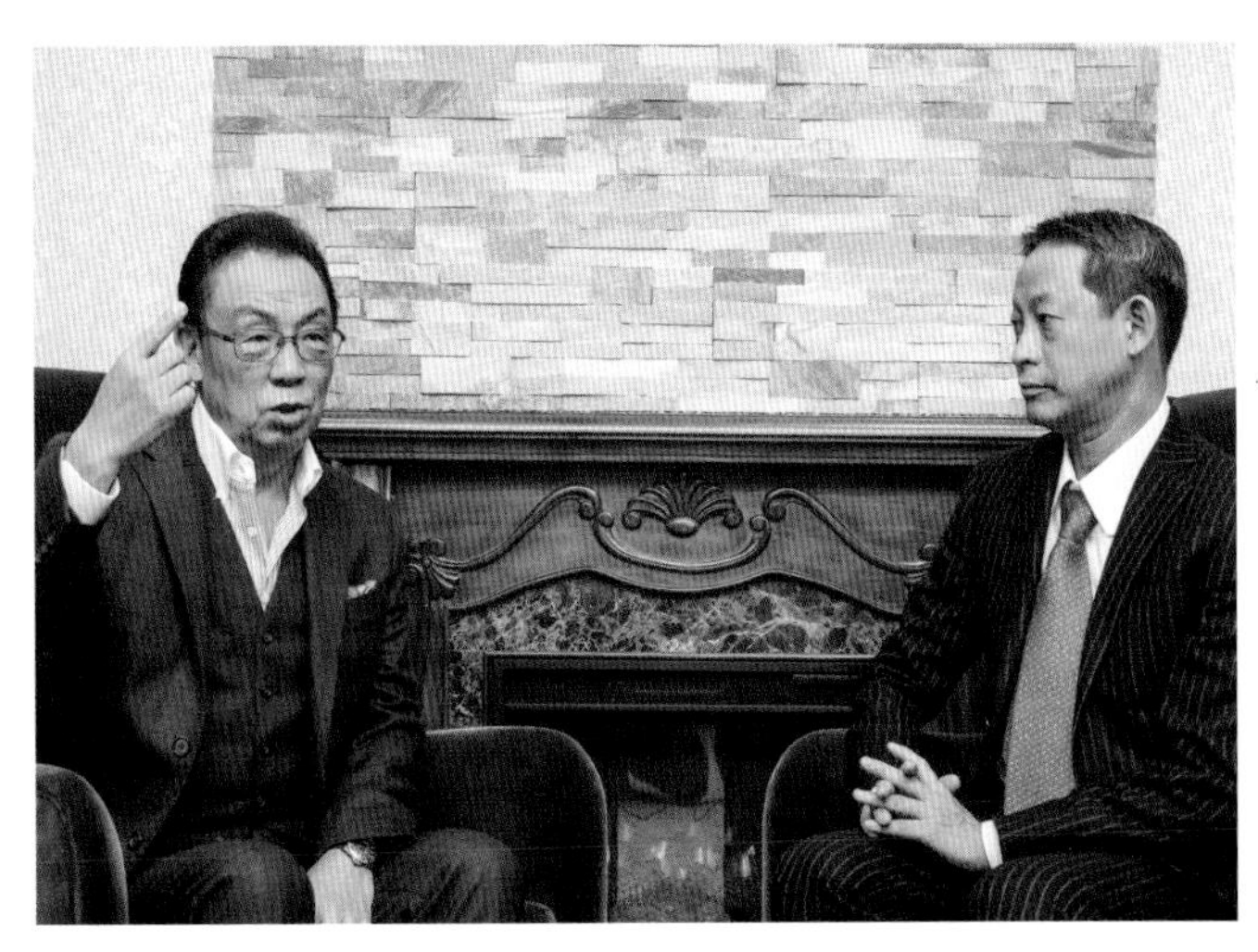

のところに駆け込ませてもらったときは、本当に恥ずかしかった。「役者なのに、のどをつぶしてどうするんだ」ってね。

ただ、僕はのどを特にケアしたことはないんです。よく驚かれるのですが、マスクは「眼鏡が曇るから」しない。うがいすらしない。「多少熱っぽいかな」と感じたら、早めに葛根湯やビタミンCをとって、暖かくして寝る。仕事があれば、合間にゴロンと横になる。それだけなんです。もちろん、お酒もタバコも楽しんでいますよ。量は昔に比べて、かなり減りましたけどね（笑）。

渡邊　それはすごい。もともと体格もいいし、丈夫でいらっしゃるのかもしれません。ご両親に感謝、ですね。

梅沢　おかげさまで、ありがたいことです。ただ本業の修業で、幼い頃から無意識のうちに「ハンパなくのどを鍛えてきた」気がするのです。声質を変えて、何役も演じ分ける必要がありますから。

子役、粋な色男、ひょうきん者、コワモテの悪役、商売人、お金持ち、目のさめるような美人、おじいさん、おばあさん……。

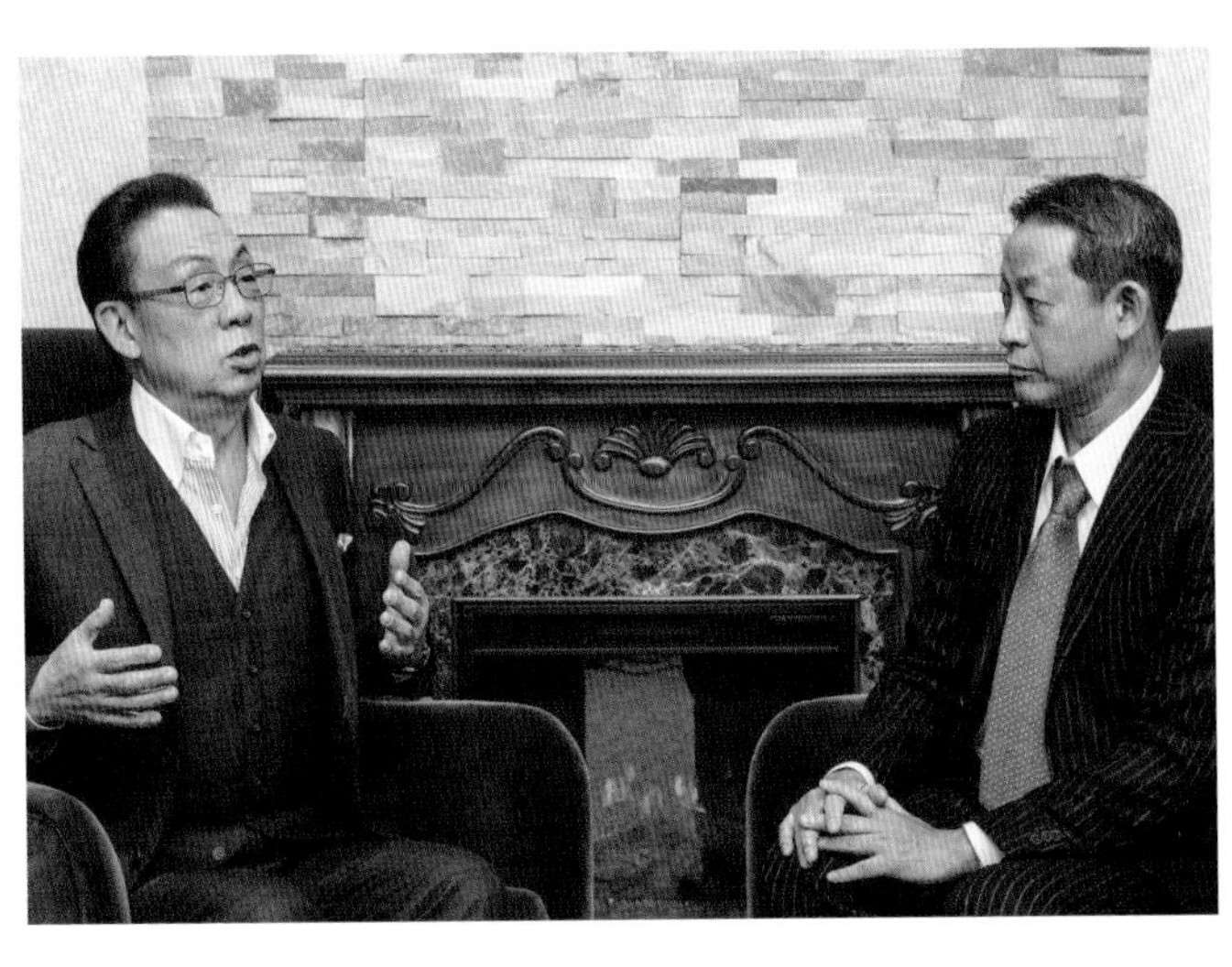

もちろん、メイクや衣装の力を借りますし、表情や姿勢、仕草などで、演じ分けることはできます。でも、声が最も大事なんです。声は化粧でごまかせませんからね。自分の出せる範囲の声域で「裏声」「高め」「低め」「野太い声」「か細い声」などと使い分けて、演じなければなりません。これは半世紀以上のキャリアを積んだベテランにとっても、同じことです。

渡邊　なるほど。梅沢さんは、舞台に立ち続ける限り、声域の広さをキープし続けなければいけないんですね。でも、そのお心がけは素晴らしいです。年齢を重ねると、声域は誰でもおのずと狭くなるもの。ただ、努力次第でその「狭くなるスピード」を遅らせたり、食い止めたりすることはできますから。

梅沢　そうなんですか⁉　歌手の先輩や仲間たちが、その話を聞いたらきっと大喜びしますよ。皆さん「昔と同じように高いキー（音程）が出せなくなって、下げてもらったら、今度は低音が出せない」ってボヤいていますから。

渡邊　トレーニング次第では、高齢になってもキーの調節なんてせず、昔と同じ音程で歌い続けることは可能です。それは、プロじゃない一般の人でも同じこと。だから僕は患者さんたちに「昔、歌えていた昭和歌謡を、風呂場で歌うこと」をおすすめしています。名付けて「風呂カラオケ」。

梅沢　おっ、楽しそうじゃないですか。「風呂カラオケ」、私もやってみますよ。

渡邊　ぜひ、梅沢さんの「夢芝居」を、昔と同じキーから歌い始めてください。

いつも同じキーから歌い始めるようにしていると「今日は、高い音が出ないなぁ」なんて、のどの異常に気付きやすくなります。また「の↗の↘発声法」（119ページ）、「ストロー発声法」（121ページ）というトレーニング法もあります。

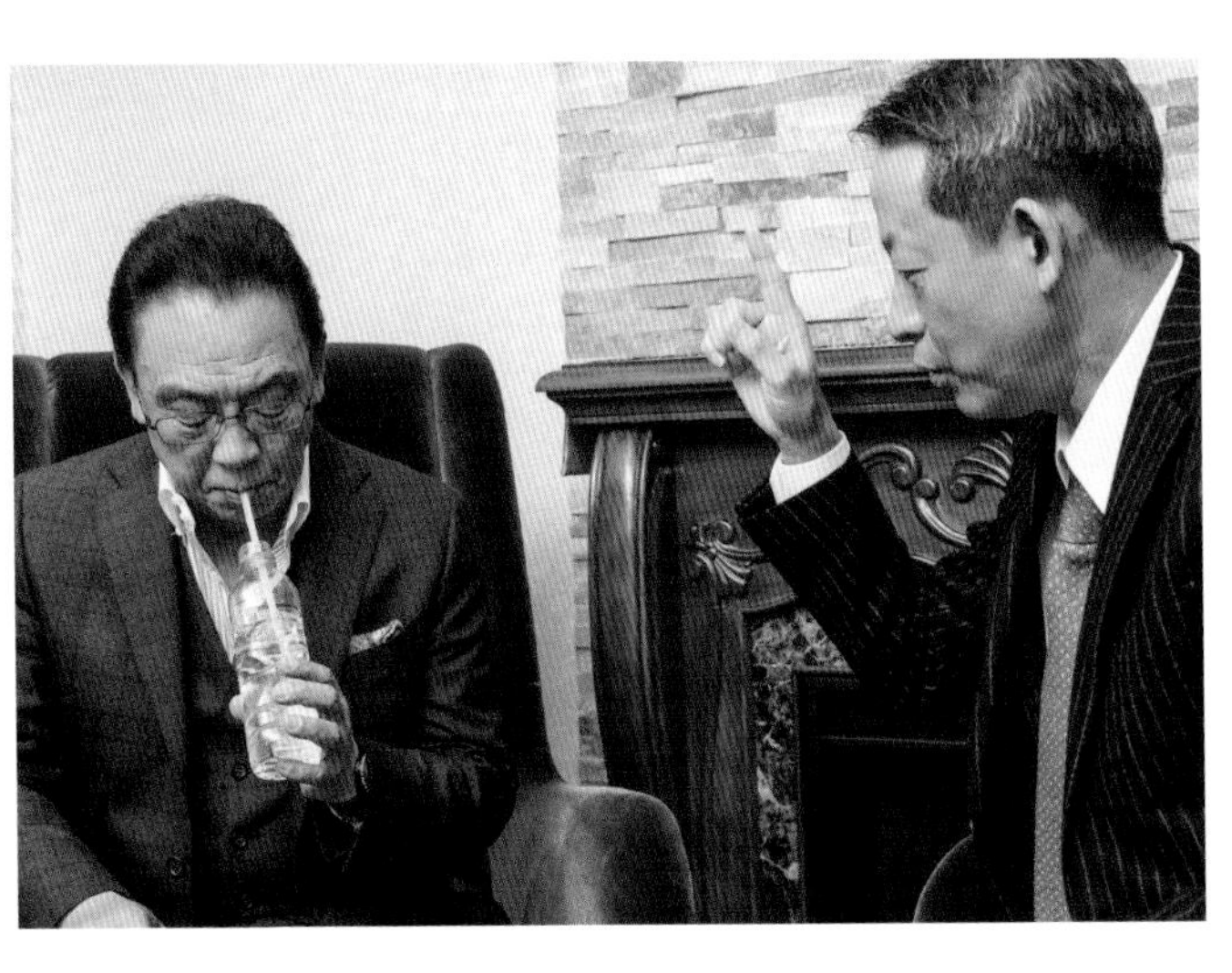

——梅沢さんは、まず「の↗の↘発声法」にチャレンジ。さすが歌手、低音から高温まで、難なくクリア。それから「ストロー発声法」に挑戦。水の泡が大きくなりすぎないよう、うまく調節しながらブクブク……。突然のムチャ振りにもかかわらず、余裕の表情。息の見事なコントロールに、渡邊医師も驚きます。

梅沢　このふたつのトレーニング法、おじいちゃんでもおばあちゃんでも、ラクにできますね。しかも楽しいじゃないですか。

渡邊　そう言っていただけると、心強い。多くの方に共感してもらえそうですね。

「筋トレ」だと思って禁欲的に取り組んでも、なかなか続かないもの。それよりゲーム感覚で面白がりながら、楽しんで、ぜひ習慣化してほしいのです。続けるからこそ、めざましい効果が期待できるのですから。

まず「の↗の↘発声法」で、声の筋肉をストレッチして「のどのこり」をほぐす、「ストロー発声法」でさらに磨きをかける。そんなイメージです。

梅沢 このトレーニング、さっそく兄（注：梅沢武生さん／梅沢劇団第2代座長）にも伝えますよ。

渡邊 お兄さんは、お元気にしていらっしゃいますか？

梅沢 もう82歳ですからね。２０１2年に僕に座長を譲って、今は劇団の「後見人」です。舞台で踊ってくれることもあるのですが、声の老化に驚いています。昔は、ほれぼれするような滑舌のいい役者だったのに。声の大きさもそう。若い頃は尋常じゃないほど大声で、横にいると「耳が痛い」なんて感じたものですが、か細い声になりました。姿勢だってそう。昔とまったく同じってわけにはいきませんよね……。

渡邊 いえいえ、のどを鍛えれば、誰にだって見込みはありますよ。

梅沢　ええっ？　こんなにちっちゃいのどと、全身の姿勢と、関係があるんですか？　役者は立ち姿も、とっても大切なんですよ。

渡邊　梅沢さん、「のどと姿勢」ほど〝深い関係〟なものはありませんよ。今日、お話ししたかったのは、ソコなんです。じつはのどは、地味な働きをしてくれています。「のどをピッタリ閉じることで、肺を風船のようにパンパンにふくらませ、体を安定させる」という働きがあるんです。

だから、年齢を重ねても若い頃と同じようにしっかり声を出せる人は、体の安定を保つことができます。反対に、声がかすれたり、弱くなったり、か細くなっている人は、「声筋」も弱くなって、姿勢が悪くなる。それどころか体を支えられずに転びやすくなったり、フラついたりするんです。それに、ゴルフの飛距離は明らかに落ちます。踏ん張れないから、びんのフタだって開けられなくなります。

梅沢　普段の生活にも影響が出るわけですね。それは、まずい。じゃあ、僕たちはいったいどうすればいいんですか？

渡邊　さっきのトレーニングをぜひやってみてください。バーベルやベンチプレスで、筋トレをする必要なんていりませんよ。「風呂場で歌うだけ」「『のー』と発声するだけ」「ストローでブクブク吹くだけ」で、踏ん張り力を保つことができます。足腰だってずっとうまく使えます。

梅沢　わかりました。いやあ、もう絶対に毎日やりますよ。だって、楽しいこととして若くいられるなら、そんないい話はないですからね。ところで渡邊先生、この「のどと足腰の関係」って、あんまり知られてない話ですよね？

渡邊　残念ながらそうなのです。いずれも海外では論文が発表され、科学的な根拠が認められているお墨付きの方法なんです

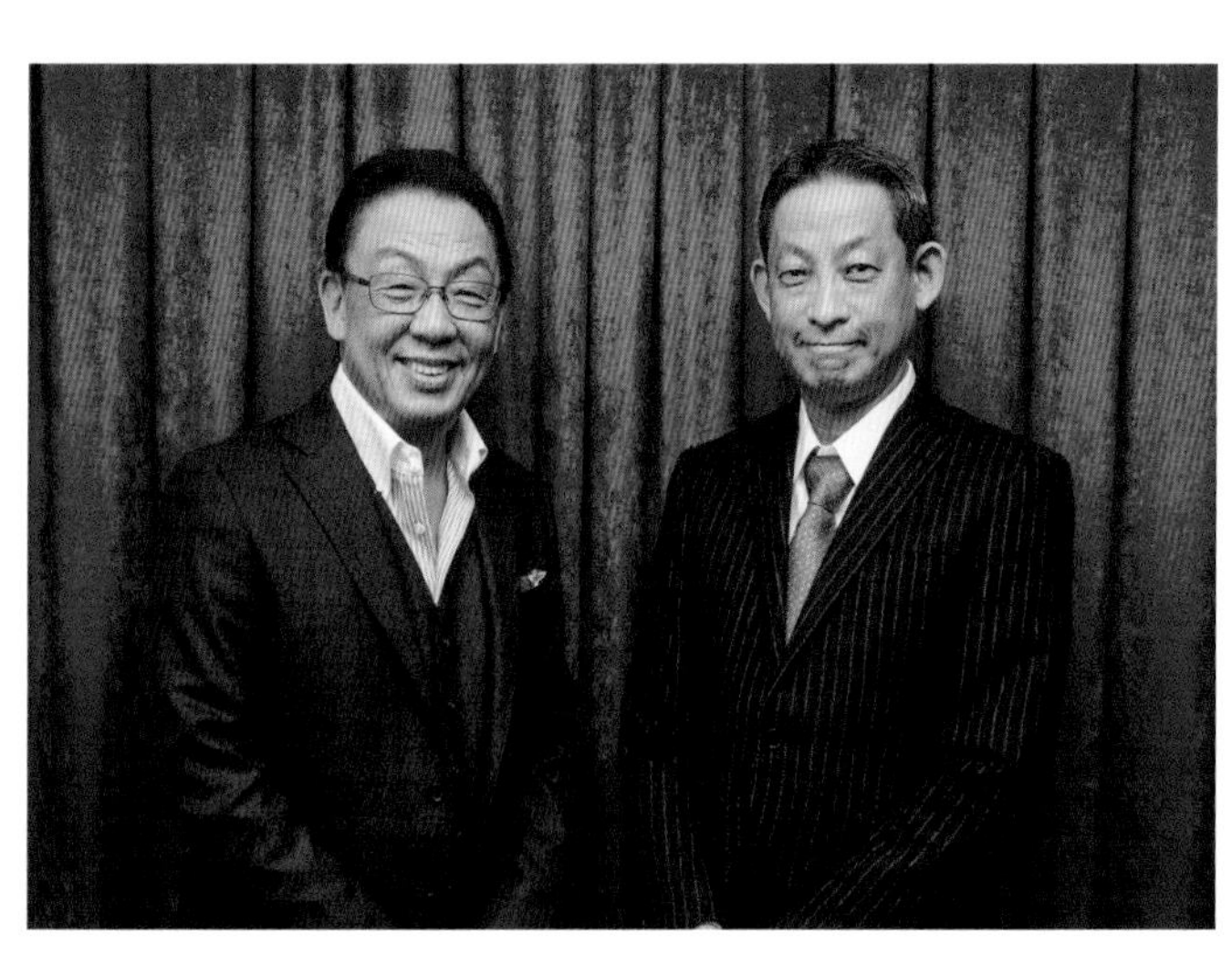

が、日本でのどの大切さを呼びかけている専門家は、まだまだ少ない。特に転倒は「寝たきり」につながりかねないので、のどを鍛える大切さを日本中の皆さんに呼びかけたいのです。

梅沢さんの回りの歌手やタレントさんにも、この方法や考え方を、ぜひお伝えください。そしていつまでも変わらない美声や話芸で、テレビの前の私たちを楽しませていただければうれしいです。

梅沢　もちろんです！　のどを大切にすることが、日本の健康寿命を延ばす鍵になると確信しました。こんなイイ話は、もっと広めていきましょうよ。

梅沢富美男（うめざわ・とみお）

役者、歌手、梅沢劇団第3代座長。1950年生まれ。剣劇一座「梅沢劇団」の創設者・大衆演劇のスター梅沢清と、娘歌舞伎出身の竹沢龍千代の五男として生まれる。1歳7か月で舞台デビュー、以後「天才子役」の名をほしいままにする。15歳から本格的に役者となり、1976年女形に転向。1982年TBSドラマ『淋しいのはお前だけじゃない』の準主役に抜擢され、同年『夢芝居』で歌手デビュー。翌年に紅白歌合戦出場、一気に国民的スターとなる。以来、テレビにも活躍の場を広げてきた。料理の腕前もプロ級。

おわりに

私は今まで約30年もの間、多くの患者さんののどのお悩みに寄り添い、改善に導いてきました。ですが「パワーをいただいているのは私のほうではないか」、ふとそう思うことがあります。

たとえば、現役の歌手として活躍している方々のプロ意識の一端に触れたとき。「そこまで、のどと声を大事にされているなんて」と感銘を受け、背筋が伸びる思いになります。

「人様に言うことではないから」と、どなたも謙遜されますが……。

歌い続けて40年、50年というような大御所の歌い手さんたちは、「明日もいい声で歌うため」という一念で、たゆまぬ努力を積み重ねられています。

湿度の管理など、環境面に気を配るだけではありません。食生活の管理まで、徹底している人も多いものです。お酒や甘いもの、油っこいもの、辛い刺激物などを避け、そのうえでのどの筋トレにも励んでいらっしゃるのです。

禁欲的とも言える「のど優先の暮らし」には頭が下がります。そして「のどとは、愛情をかけるほど応えてくれるのだ」という驚きと喜びに満たされます。〝歌手〟として美声を披露され続けている私の患者さんたちの存在が、その何よりの証拠です。

のどとは、確かに小さい部位です。ですから「全身の老化を食い止める鍵」だと気付きにくいのは、仕方がありません。

でも、ご縁があって、あなたは本書を手に取ってくださいました。どうか周りの大切な方にも、のどの働きや大きな可能性について、これからお伝えしてください。

No Good Voice, No Good Life.

のどから全身の健康を取り戻す方が、ひとりでも増えますよう、願っています。

渡邉雄介

宮崎県

宮崎大学医学部附属病院耳鼻いんこう・頭頸部外科

〒889-1692
宮崎市清武町木原5200
☎0985-85-1510

ながい耳鼻咽喉科

〒880-0834
宮崎市新別府町土田582-1
☎0985-41-8750

鹿児島県

鹿児島大学病院耳鼻咽喉科・頭頸部外科

〒890-8520
鹿児島市桜ヶ丘8-35-1
☎099-275-5111

沖縄県

ハートライフ病院

〒901-2492
中頭郡中城村字伊集208
☎098-895-3255

琉球大学医学部附属病院耳鼻咽喉・頭頸部外科

〒903-0215
中頭郡西原町字上原207
☎098-895-3331

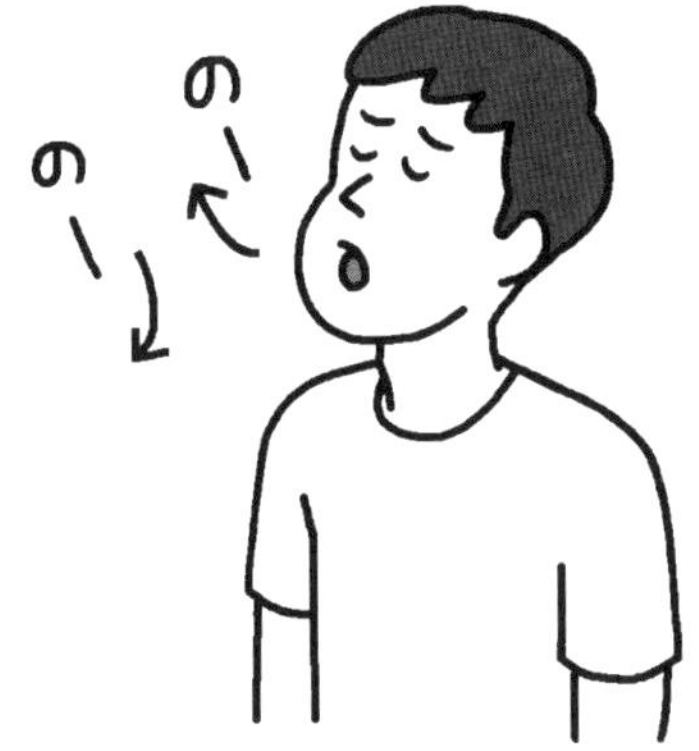

山口県

耳鼻咽喉科
ののはなクリニック
〒753-0221
山口市大内矢田北6-19-17
☎083-941-1133

山口大学医学部
附属病院
耳鼻咽喉科
〒755-8505
宇部市南小串1-1-1
☎0836-22-2111

四国エリア

徳島県

宇高耳鼻咽喉科医院
〒779-3233
名西郡石井町石井字石井635-29
☎088-675-0750

香川県

香川大学医学部
附属病院耳鼻咽喉科
〒761-0793
香川県木田郡三木町池戸1750-1
☎087-898-5111

さぬき市民病院
耳鼻いんこう科
〒769-2393
さぬき市寒川町石田東甲387-1
☎0879-43-2521

愛媛県

愛媛大学医学部
附属病院
耳鼻咽喉科・
頭頸部外科
〒791-0295
東温市志津川
☎089-964-5111

高知県

高知大学医学部
附属病院
耳鼻咽喉科・
頭頸部外科
〒783-8505
南国市岡豊町小蓮185-1
☎088-866-5811

九州・沖縄エリア

福岡県

あだち耳鼻咽喉科
〒813-0043
福岡市東区名島2-30-16
☎092-710-8733

九州大学病院
耳鼻咽喉科・
頭頸部外科
〒812-8582
福岡市東区馬出3-1-1
☎092-641-1151

福岡山王病院
耳鼻咽喉科・
音声・嚥下センター
〒814-0001
福岡市早良区百道浜3-6-45
☎092-832-1100

久留米大学病院
耳鼻咽喉科・
頭頸部外科
〒830-0011
久留米市旭町67
☎0942-35-3311

佐賀県

佐賀大学医学部
附属病院
耳鼻咽喉科・
頭頸部外科
〒849-8501
佐賀市鍋島5-1-1
☎0952-31-6511

長崎県

長崎大学病院
耳鼻咽喉科
〒852-8501
長崎市坂本1-7-1
☎095-819-7200

大分県

佐藤クリニック
〒870-0026
大分市金池町2-8-18
☎097-535-0480

熊本県

熊本大学医学部
附属病院
耳鼻咽喉科・
頭頸部外科
〒860-8556
熊本市中央区本荘1-1-1
☎096-344-2111

朝日野総合病院
耳鼻咽喉科
〒861-8072
熊本市北区室園町12-10
☎096-344-3000

兵庫県

柴耳鼻咽喉科
〒657-0825
神戸市灘区中原通3-2-6
メゾンドファミーユ1F
☎078-881-7669

たてはら耳鼻咽喉科気管食道科クリニック
〒651-1233
神戸市北区日の峰2-3-1
神戸北町センタービル4F
☎078-581-8711

耳鼻咽喉科藤木クリニック
〒658-0081
神戸市東灘区田中町1-11-20
コマツグリーンビル2F
☎078-412-3387

さいとう耳鼻咽喉科クリニック
〒662-0075
西宮市南越木岩町11-10
☎0798-71-3387

神戸市立医療センター中央市民病院耳鼻咽喉科
〒650-0047
神戸市中央区港島南町2-1-1
☎078-302-4321

兵庫県立がんセンター頭頸部外科
〒673-8558
明石市北王子町13-70
☎078-929-1151

神戸大学医学部附属病院耳鼻咽喉科・頭頸部外科
〒650-0017
神戸市中央区楠町 7-5-2
☎078-382-5111

奈良県

天理よろづ相談所病院「憩の家」耳鼻咽喉科
〒632-8552
天理市三島町200
☎0743-63-5611

奈良県立医科大学附属病院耳鼻咽喉科
〒634-8522
橿原市四条町840
☎0744-22-3051

和歌山県

和歌山県立医科大学附属病院耳鼻咽喉科
〒649-7113
伊都郡かつらぎ町妙寺219
☎0736-22-0066

中国エリア

鳥取県

鳥取大学医学部付属病院耳鼻咽喉科・頭頸部外科
〒683-8504
米子市西町36-1
☎0859-33-1111

島根県

島根大学医学部附属病院耳鼻咽喉科
〒693-8501
出雲市塩冶町89-1
☎0853-23-2111

岡山県

川崎医科大学附属病院耳鼻咽喉科
〒701-0192
倉敷市松島577
☎086-462-1111

倉敷中央病院耳鼻咽喉科
〒710-8602
倉敷市美和1-1-1
☎086-422-0210

国立病院機構岡山医療センター耳鼻咽喉科
〒701-1192
岡山市北区田益1711-1
☎086-294-9911

広島県

金林耳鼻咽喉科
〒730-0051
広島市中区大手町4-1-1
大手町平和ビル1F
☎082-241-8930

興生総合病院耳鼻咽喉科
〒723-8686
三原市円一町2-5-1
☎0848-63-5500

大阪府

あべのハルカス坂本耳鼻咽喉科クリニック
〒545-6016
大阪市阿倍野区阿倍野筋1-1-43 あべのハルカス22F
☎06-6623-0730

二村耳鼻咽喉科ボイスクリニック
〒545-0011
大阪市阿倍野区昭和町5-12-16
グレースコートシーダーバレーⅢ 2F
☎06-6622-2687

南大阪音声クリニック
〒545-0037
大阪市阿倍野区帝塚山1-3-19
☎06-6622-0363

大北メディカルクリニック耳鼻咽喉科
〒530-0001
大阪市北区梅田1-12-17
梅田スクエアビルディング4F
☎06-6344-0380

小西耳鼻咽喉科
〒530-0041
大阪市北区天神橋5-7-11
☎06-6351-3387

北野病院耳鼻咽喉科・頭頸部外科
〒530-8480
大阪市北区扇町2-4-20
☎06-6312-1221

中津病院耳鼻咽喉科・頭頸部外科
〒530-0012
大阪市北区芝田2-10-39
☎06-6372-0333

松谷クリニック
〒536-0021
大阪市城東区諏訪1-18-5
☎06-6789-3366

牟田耳鼻咽喉科医院
〒542-0081
大阪市中央区南船場2-5-9
☎06-6261-5000

奥村耳鼻咽喉科
〒552-0012
大阪市港区市岡1-5-28
☎06-6571-3387

JCHO大阪病院耳鼻いんこう科
〒553-0003
大阪市福島区福島4-2-78
☎06-6441-5451

鶴田耳鼻咽喉科クリニック
〒581-0061
八尾市春日町1-8-29
☎072-997-4187

佐野耳鼻咽喉科
〒586-0018
河内長野市千代田南町8-3
☎0721-52-3387

クリニックこまつ耳鼻咽喉科
〒572-8567
寝屋川市川勝町11-6
☎072-823-1521

いぶき耳鼻咽喉科
〒560-0003
豊中市東豊中町6-1-2
豊中大成ビル1F
☎06-6849-3387

市立豊中病院耳鼻いんこう科
〒560-8565
豊中市柴原町4-14-1
☎06-6843-0101

富田林病院耳鼻咽喉科
〒584-0082
富田林市向陽台1-3-36
☎0721-29-1121

茨木病院 耳鼻咽喉科
〒567-0035
茨木市見付山2-1-45
☎072-622-8651

堺市立総合医療センター耳鼻咽喉科・頭頸部外科
〒593-8304
堺市西区家原寺町1-1-1
☎072-272-1199

大阪大学医学部付属病院耳鼻咽喉科・頭頸部外科
〒565-0871
吹田市山田丘2-15
☎06-6879-5111

長野県

信州大学医学部附属病院耳鼻いんこう科
〒390-8621
松本市旭3-1-1
☎0263-35-4600

岐阜県

羽島市民病院耳鼻いんこう科
〒501-6206
羽島市新生町3-246
☎058-393-0111

静岡県

順天堂大学医学部附属静岡病院耳鼻咽喉科
〒410-2295
伊豆の国市長岡1129
☎055-948-3111

浜松市リハビリテーション病院えんげと声のセンター
〒433-8511
浜松市中区和合北1-6-1
☎053-471-8331

愛知県

愛知医科大学病院耳鼻咽喉科
〒480-1195
長久手市岩作雁又1-1
☎0561-62-3311

かとう耳鼻咽喉科クリニック
〒471-0064
豊田市梅坪町6-3-11
☎0565-37-3387

名古屋大学医学部附属病院耳鼻いんこう科
〒466-8560
名古屋市昭和区鶴舞町65
☎052-741-2111

藤田医科大学耳鼻咽喉科学教室
〒470-1192
豊明市沓掛町田楽ヶ窪1-98
☎0562-93-2111

関西エリア

三重県

ヨナハ総合病院耳鼻咽喉科
〒511-0838
桑名市和泉8-264-3
☎0594-23-2415

滋賀県

ばんば耳鼻咽喉科医院
〒520-0004
大津市見世2-19-50
☎077-526-8741

京都府

金井病院専門外来：ボイスクリニック
〒613-0911
京都市伏見区淀木津町612-12
☎075-631-1215

京都大学医学部附属病院耳鼻咽喉科・頭頸部外科
〒606-8507
京都市左京区聖護院川原町54
☎075-751-3111

京都府立医科大学附属病院耳鼻咽喉科
〒602-8566
京都市上京区河原町通広小路上る梶井町465
☎075-251-5111

児嶋耳鼻咽喉科
〒606-0833
京都市左京区下鴨前萩町5-9
北山ING23ビル2F
☎075-724-1187

平杉クリニック
〒615-0913
京都市右京区梅津南上田町1番地
☎075-882-5774

ひろしば耳鼻咽喉科音声外来
〒610-0355
京田辺市山手西2-2-3
日東西ビル3F
☎0774-64-0789

いけぶちクリニック
〒617-0002
向日市寺戸町八ノ坪122
洛西口クリニックビル2F
☎075-924-1187

さいとうクリニック
耳鼻咽喉科
〒182-0022
調布市国領町4-8-3
亀の子ビル4F
☎042-442-3387

はぎの耳鼻咽喉科
〒194-0041
町田市玉川学園7-1-6
JUN玉川学園1F
☎042-728-8737

平松耳鼻咽喉科医院
〒195-0053
町田市能ヶ谷1-7-1
ダイヤモンドビル2F
☎042-735-2285

井上耳鼻咽喉科医院
〒187-0003
小平市花小金井南町1-13-7
☎042-461-8668

神奈川県

さいだ耳鼻咽喉科
気管食道科クリニック
〒222-0037
横浜市大倉山3-42-16
☎045-546-6663

西山耳鼻咽喉科医院
〒232-0063
横浜市南区中里1-11-19
☎045-715-5282

横浜市立大学附属病院
耳鼻いんこう科
〒236-0004
横浜市金沢区福浦3-9
☎045-787-2800

太田総合病院
耳鼻咽喉科・
気管食道科
〒210-0024
川崎市川崎区日進町1-50
☎044-244-0131

新百合ヶ丘総合病院
耳鼻咽喉科
〒215-0026
川崎市麻生区古沢都古255
☎044-322-9991

聖マリアンナ医科大学
病院
耳鼻咽喉科
〒216-8511
川崎市宮前区菅生2-16-1
☎044-977-8111

たかおか耳鼻咽喉科
クリニック
〒215-0005
川崎市麻生区千代ヶ丘8-1-3
ウエストプラザ1F
☎044-969-2550

戸室耳鼻科
〒243-0031
厚木市戸室1-32-3
☎046-223-8749

中部エリア

新潟県

新潟大学医歯学
総合病院
耳鼻咽喉・頭頸部外科
〒951-8520
新潟市中央区旭町通一番町
754
☎025-223-6161

富山県

加納耳鼻咽喉科医院
〒930-0061
富山市一番町4-18
☎076-495-8733

石川県

金沢大学附属病院
耳鼻咽喉科・
頭頸部外科
〒920-8641
金沢市宝町13-1
☎076-265-2000

福井県

福井大学医学部
附属病院
耳鼻咽喉科・
頭頸部外科
〒910-1193
吉田郡永平寺町松岡下合月
23-3
☎0776-61-3111

山梨県

山梨大学医学部
附属病院
頭頸部・耳鼻咽喉科
〒409-3898
中央市下河東1110
☎055-273-1111

国立国際医療研究センター病院 耳鼻咽喉科・頭頸部外科
〒162-8655
新宿区戸山1-21-1
☎03-3202-7181

新宿ボイスクリニック
〒160-0021
新宿区歌舞伎町1-1-17
☎03-5155-3422

聖母病院 耳鼻咽喉科
〒161-8521
新宿区中落合2-5-1
☎03-3951-1111

東京医科大学病院 耳鼻咽喉科・頭頸部外科
〒160-0023
新宿区西新宿6-7-1
☎03-3342-6111

東京大学医学部附属病院 耳鼻咽喉科・頭頸部外科
〒113-8655
文京区本郷7-3-1
☎03-3815-5411

本郷耳鼻咽喉科クリニック
〒113-0033
文京区本郷4-2-8
フローラビルディング2F
☎03-5689-4133

豊村医院 耳鼻咽喉科
〒136-0071
江東区亀戸2-28-16
☎03-5627-8555

厚生中央病院 耳鼻咽喉科
〒153-8581
目黒区三田1-11-7
☎03-3713-2141

国立病院機構 東京医療センター 耳鼻咽喉科
〒152-8902
目黒区東が丘2-5-1
☎03-3411-0111

東邦大学医療センター大森病院 耳鼻咽喉科
〒143-8541
大田区大森西6-11-1
☎03-3762-4151

声とめまいのクリニック 二子玉川耳鼻咽喉科
〒158-0094
世田谷区玉川2-11-15
☎03-6411-7435

神宮前耳鼻科クリニック
〒150-0001
渋谷区神宮前6-1-5
☎03-3400-3022

東海大学医学部付属東京病院 耳鼻咽喉科・ボイスクリニック
〒151-0053
渋谷区代々木1-2-5
☎03-3370-2321

せんかわ耳鼻咽喉科
〒171-0043
豊島区要町3-39-5
アジリア千川駅前2F
☎03-5926-8077

部坂耳鼻咽喉科医院
〒170-0003
豊島区駒込1-29-1
☎03-3946-2087

いいだ耳鼻咽喉科
〒114-0013
北区東田端1-14-1
田端クリニックモール2F
☎03-3800-1778

日本大学医学部附属板橋病院 耳鼻咽喉科
〒173-8610
板橋区大谷口上町30-1
☎03-3972-8111

敬仁病院 耳鼻咽喉科
〒123-0865
足立区新田2-18-6
☎03-3913-3106

大島耳鼻咽喉科気管食道科クリニック
〒192-0046
八王子市明神町4-5-9
☎042-642-8012

杏林大学医学部付属病院 耳鼻咽喉科・頭頸科
〒181-8611
三鷹市新川6-20-2
☎0422-47-5511

自治医科大学附属病院 耳鼻咽喉科
〒329-0498
下野市薬師寺3311-1
☎0285-44-2111

獨協医科大学病院 耳鼻咽喉・頭頸部外科
〒321-0293
下都賀郡壬生町北小林880
☎0282-86-1111

群馬県

鶴谷病院 耳鼻咽喉科
〒370-0117
伊勢崎市境百々421
☎0270-74-0670

【埼玉県】

尚寿会大生水野クリニック 耳鼻いんこう科
〒350-1317
狭山市大字水野49-19
☎04-2957-0501

戸田中央総合病院 耳鼻咽喉科
〒335-0023
戸田市本町1-19-3
☎048-442-1111

防衛医科大学校病院 耳鼻咽喉科
〒359-8513
所沢市並木3-2
☎04-2995-1511

千葉県

順天堂大学医学部附属浦安病院 耳鼻咽喉科
〒279-0021
浦安市富岡2-1-1
☎047-353-3111

聖隷佐倉市民病院 耳鼻咽喉科
〒285-8765
佐倉市江原台2-36-2
☎043-486-1151

千葉大学医学部附属病院 耳鼻咽喉・頭頸部外科
〒260-8677
千葉市中央区亥鼻1-8-1
☎043-222-7171

東京女子医科大学八千代 医療センター 耳鼻咽喉科
〒276-8524
八千代市大和田新田477-96
☎047-450-6000

東京都

東商ビル診療所 耳鼻咽喉科
〒100-0005
千代田区丸の内3-2-2
丸の内二重橋スクエアビルディングB1
☎03-3283-7781

日本大学病院 耳鼻咽喉科
〒101-8309
千代田区神田駿河台1-6
☎03-3293-1711

青山耳鼻咽喉科 福田ボイスセンター
〒107-0062
港区南青山2-13-11
マストライフ南青山ビル301
☎03-3478-8741

耳鼻咽喉科/音声言語医学 クマダ・クリニック
〒106-0031
港区西麻布4-2-6
エル・ファースト・ビル3F
☎03-5766-3357

こまざわ耳鼻咽喉科 声のクリニック赤坂
〒107-0052
港区赤坂5-1-34
クォーターハウスビル4F
☎03-6873-7487

東京ボイスクリニック品川 耳鼻いんこう科
〒108-0075
港区港南2-6-7 大善ビル7F
☎03-6712-9772

ひろ・やまクリニック 耳鼻咽喉科
〒105-0012
港区芝大門2-5-1
アルテビル3F
☎03-3437-6376

慶應義塾大学病院 耳鼻咽喉科
〒160-8582
新宿区信濃町35
☎03-3353-1211

声とのどの悩み相談と
診療ができる

医療機関一覧

北海道・東北エリア

北海道

にしざわ耳鼻咽喉科クリニック
〒068-0027
岩見沢市7条西6-9
☎0126-25-2438

北海道医療大学病院 耳鼻咽喉科
〒002-8072
札幌市北区あいの里2条5丁目
☎011-778-7575

北海道大学病院 耳鼻咽喉科
〒060-8648
札幌市北区北14条西5丁目
☎011-716-1161

青森県

弘前大学医学部附属病院 耳鼻咽喉科
〒036-8563
弘前市本町53
☎0172-33-5111

岩手県

岩手医科大学付属病院 内丸メディカルセンター 耳鼻咽喉科
〒020-8505
盛岡市内丸19-1
☎019-613-6111

宮城県

東北大学病院 耳鼻咽喉・頭頸部外科
〒980-8574
仙台市青葉区星陵町1-1
☎022-717-7000

朴澤耳鼻咽喉科
〒980-0803
仙台市青葉区国分町2-14-18
定禅寺パークビル3F
☎022-397-8338

秋田県

秋田大学医学部附属病院 耳鼻咽喉科
〒010-8543
秋田市広面字蓮沼44-2
☎018-834-1111

山形県

山形大学医学部附属病院 耳鼻咽喉科・頭頸部外科
〒990-9585
山形市飯田西2-2-2
☎023-633-1122

福島県

大原綜合病院 耳鼻咽喉科・頭頸部外科
〒960-8611
福島市上町6-1
☎024-526-0300

谷病院 耳鼻咽喉科
〒969-1195
本宮市本宮字南町裡149
☎0243-33-2721

福島赤十字病院 耳鼻咽喉科
〒960-8530
福島市八島町7-7
☎024-534-6101

関東エリア

茨城県

筑波大学附属病院 耳鼻咽喉科
〒305-8576
つくば市天久保2-1-1
☎029-853-3900

栃木県

足利赤十字病院 耳鼻咽喉・頭頸部外科
〒326-0843
足利市五十部町284-1
☎0284-21-0121

国際医療福祉大学病院耳鼻咽喉科
〒329-2763
那須塩原市井口537-3
☎0287-37-2221

山王病院東京ボイスセンター長
著者◎ **渡邊雄介**（わたなべ ゆうすけ）

山王病院国際医療福祉大学東京ボイスセンター長、国際医療福祉大学医学部教授、山形大学医学部臨床教授。専門は音声言語医学、音声外科、音声治療、GERD、歌手の音声障害。耳鼻咽喉科の中でも特に音声を専門とする。『ガッテン!』(NHK)、『世界一受けたい授業』（日本テレビ）、『ゲンキの時間』（TBS）、『大下容子ワイド！スクランブル』（テレビ朝日）などテレビ出演多数。わかりやすく丁寧な解説と、患者の悩みに応える実践的なエクササイズの紹介が好評を博している。著書に『フケ声がいやなら「声筋」を鍛えなさい』（晶文社）がある。

声の専門医だから知っている
こけない 老けない よろめかない **声筋のすごい力**

2020年3月15日　初版発行

装丁　森田直／佐藤桜弥子（FROG KING STUDIO）
構成　山守麻衣
撮影　吉場正和
イラスト　佐原苑子
校正　東京出版サービスセンター
編集　小島一平・中野賢也（ワニブックス）

発行者　横内正昭
編集人　岩尾雅彦
発行所　株式会社ワニブックス
〒150-8482
東京都渋谷区恵比寿4-4-9えびす大黒ビル
電話　03-5449-2711（代表）　03-5449-2716（編集部）
ワニブックス HP　http://www.wani.co.jp/
WANI BOOKOUT　http://www.wanibookout.com/
WANI BOOKS NewsCrunch
http://www.wanibooks.newscrunch.com/

印刷所　株式会社 美松堂
DTP　有限会社 Sun Creative
製本所　ナショナル製本

定価はカバーに表示してあります。

落丁本・乱丁本は小社管理部宛にお送りください。送料は小社負担にてお取替えいたします。ただし、古書店等で購入したものに関してはお取替えできません。

　ISBN 978-4-8470-9885-7